③ 栄養科学ファウンデーションシリーズ

給食経営管理論

福井富穂
酒井映子
小川宣子
[編]

青山京子
井澤幸子
大場君枝
影山光代
加藤宏幸
菊﨑泰枝
髙橋保子
中東真紀
山田　和
[著]

朝倉書店

編　者

福井　富穂	滋賀県立大学人間文化学部・教授
酒井　映子	愛知学院大学心身科学部・教授
小川　宣子	中部大学応用生物学部・教授

執筆者（五十音順）

青山　京子	中部大学応用生物学部・准教授
井澤　幸子	愛知学院大学心身科学部・准教授
大場　君枝	岐阜女子大学家政学部・助手
影山　光代	山梨学院大学健康栄養学部・准教授
加藤　宏幸	フジフーズ株式会社東海商品企画部・課長
菊﨑　泰枝	奈良女子大学生活環境学部・教授
髙橋　保子	中部大学応用生物学部・准教授
中東　真紀	四日市社会保険病院栄養課・課長
山田　和	中部大学応用生物学部・助手

はじめに

　現在，管理栄養士・栄養士の活動している領域は，保健，医療，福祉，教育および研究分野など多岐にわたっている．なかでも特定給食施設においては，特定保健指導，栄養管理実施計画，栄養ケア・マネジメント，食の個別指導など専門的な知識や技術を発揮して，利用者の生活習慣の改善あるいは食行動の変容を図ることが求められている．

　給食とは，特定多数の人々に対して健康の維持・増進を目的として計画的に，また継続して食事を提供することであり，給食のあり方は利用者にとって非常に重要である．すなわち，①利用者の健康維持・増進，発育等を健全にする，②栄養バランスのとれた献立内容や病態に則した食事をもとに利用者に対する最良の栄養教育を行い，利用者自身の健康行動の変容を促す，③利用者を通して，家庭や地域の正しい食習慣の確立に役立つ，ことが目的である．利用者が満足する食事を安心・安全に，品質管理された食事を提供しなければなければならない．そのためには，利用者に対する適切な栄養アセスメントや利用者のneeds, wantsを把握し，それに応える栄養ケアプラン，栄養教育あるいは多職種協働が必要とされている．なかでも，栄養ケアプランニングは具体的な食事給与計画であり，栄養管理，食材料管理，作業管理など特定給食施設における栄養管理システムの根幹でもあり，給食経営に及ぼす影響も決して小さくはない．

　医療制度や介護保険制度は，施設設備基準からヒトに対する評価に変わってきており，利用者に対してどのようなサービスが行われているのかが重視されるようになってきた．給食経営管理論では，栄養ケアプランに基づく食事提供システムの効率化と，給食経営の観点から，食材料の購入状況，食品の使用頻度，調理法，配膳・配食方法なども含めた給食管理や新調理システムの導入など技術の革新に加えて担当者の意識レベルを変えることも必要になってきている．また，アウトソーシングによるコントラクト化が進められており，企業として，あるいは部門としての給食経営戦略が必要不可欠である．

　本書は，給食の運営，給食経営管理，給食経営戦略を適切に行える能力を習得できるよう思考回路をPDCAサイクルで統一するとともに新しい知見をも取り入れた．管理栄養士・栄養士の養成施設校における教科書として，また，特定給食施設で業務に従事されている方々にも参考書として活用していただければ幸いである．

2011年2月

執筆者を代表して
福 井 富 穂

目　次

1. 総　論

1.1　給食経営管理の定義 ……………………………………………［菊﨑泰枝］………… 1
　　1.1.1　給食経営管理の目的 ……………………………………………………………… 1
　　1.1.2　給食経営管理のシステム ………………………………………………………… 3
1.2　フードサービスと栄養管理 ……………………………………［福井富穂］………… 4
　　1.2.1　疾患の予防における栄養管理の役割 …………………………………………… 4
　　1.2.2　多様化する喫食者のニーズ ……………………………………………………… 5
1.3　給食経営管理システム …………………………………………［福井富穂］………… 9
　　1.3.1　PDCA サイクル …………………………………………………………………… 9
　　1.3.2　安全管理システム ………………………………………………………………… 10
　　1.3.3　組織・人事管理システム ………………………………………………………… 13
　　1.3.4　財務管理システム ………………………………………………………………… 15
　　1.3.5　施設・設備管理システム ………………………………………………………… 18
　　1.3.6　情報管理システム ………………………………………………………………… 21
　　1.3.7　栄養教育システム ………………………………………………………………… 24
　　1.3.8　栄養管理システム ………………………………………………………………… 27
1.4　管理栄養士・栄養士の役割 ……………………………………［福井富穂］………… 31
　　1.4.1　特定給食施設の業務 ……………………………………………………………… 31
　　1.4.2　「人」を対象としたマネジメント ……………………………………………… 32
　　1.4.3　食をとおした健康増進および栄養改善 ………………………………………… 32

2. 各　論

2.1　安全管理システム ………………………………………［大場君枝・山田　和］……… 34
　　2.1.1　食材料管理 ………………………………………………………………………… 35
　　2.1.2　安全・衛生管理 …………………………………………………………………… 41
　　2.1.3　危機管理 …………………………………………………………………………… 49
2.2　組織・人事管理システム ………………………………………［福井富穂］………… 55
　　2.2.1　組　織 ……………………………………………………………………………… 55

         2.2.2　人事管理 …………………………………………………………………… 59
         2.2.3　組織・人事管理のための情報収集と目標設定，計画（P） ………… 61
         2.2.4　組織・人事管理のための実行（D） …………………………………… 61
         2.2.5　組織・人事管理のためのチェック・評価項目（C） ………………… 63
         2.2.6　組織・人事管理のために必要な改善事項（A） ……………………… 64
   2.3　財務管理システム ……………………………………………………[青山京子]… 65
         2.3.1　財務管理のための情報収集と目標設定，計画（P） ………………… 65
         2.3.2　財務管理のための実行（D） …………………………………………… 67
         2.3.3　財務管理のためのチェック・評価項目（C） ………………………… 68
         2.3.4　財務管理のために必要な改善事項（A） ……………………………… 72
   2.4．施設・設備管理システム ……………………………………………[井澤幸子]… 72
         2.4.1　施設・設備管理のための情報収集と目標設定，計画（P） ………… 72
         2.4.2　施設・設備管理のための実行（D） …………………………………… 73
         2.4.3　施設・設備管理のためのチェック・評価項目（C） ………………… 77
         2.4.4　施設・設備管理のために必要な改善事項（A） ……………………… 78
   2.5　情報管理システム ……………………………………………………[福井富穂]… 78
         2.5.1　情報管理のための情報収集と目標設定，計画（P） ………………… 79
         2.5.2　情報管理のための実行（D） …………………………………………… 83
         2.5.3　情報管理のためのチェック・評価項目（C） ………………………… 86
         2.5.4　情報管理のために必要な改善事項（A） ……………………………… 90
   2.6　栄養教育システム ……………………………………………………[井澤幸子]… 91
         2.6.1　栄養教育のための情報収集と目標設定，計画（P） ………………… 91
         2.6.2　栄養教育のための実行（D） …………………………………………… 93
         2.6.3　栄養教育のためのチェック・評価項目（C） ………………………… 95
         2.6.4　栄養教育のために必要な改善事項（A） ……………………………… 96
   2.7　栄養管理システム ……………………………………………………[中東真紀]… 96
         2.7.1　栄養管理のための情報収集と目標設定，計画（P） ………………… 97
         2.7.2　栄養管理のための実行（D） …………………………………………… 98
         2.7.3　栄養管理のためのチェック・評価項目（C） ………………………… 102
         2.7.4　栄養管理のために必要な改善事項（A） ……………………………… 102

3．保健・医療・福祉・介護における給食経営管理システム

   3.1　病　　院 ………………………………………………………………[髙橋保子]……… 105
         3.1.1　病院給食の目的と特性 …………………………………………………… 105
         3.1.2　入院時食事療養制度の目的 ……………………………………………… 105
         3.1.3　食事の費用：入院時食事療養費 ………………………………………… 107
         3.1.4　業務の委託 ………………………………………………………………… 108

3.1.5　食事療養の業務内容 …………………………………………… 108
　　　3.1.6　帳簿などの整備 ………………………………………………… 109
　　　3.1.7　食事療養の内容の検討 ………………………………………… 110
　　　3.1.8　検　　食 ………………………………………………………… 110
　　　3.1.9　献立作成，調理法，盛り付け，配膳，補食など …………… 110
　　　3.1.10　適時適温 ………………………………………………………… 111
　　　3.1.11　衛生管理 ………………………………………………………… 111
　　　3.1.12　特別メニューの掲示 …………………………………………… 112
　　　3.1.13　栄養食事指導 …………………………………………………… 112
　　　3.1.14　チーム医療および地域連携 …………………………………… 112
　　　3.1.15　栄養管理実施加算 ……………………………………………… 113
　　　3.1.16　栄養サポートチーム（NST）加算 …………………………… 114
　　　3.1.17　病院患者食の品質保証と標準化 ……………………………… 114
　3.2　高齢者福祉施設 …………………………………………[影山光代・井澤幸子] 114
　　　3.2.1　高齢者福祉施設サービス ……………………………………… 114
　　　3.2.2　高齢者施設の食事に関わる財源 ……………………………… 115
　　　3.2.3　配食サービス …………………………………………………… 117
　3.3　学　　校 …………………………………………………………[影山光代] ……… 117
　　　3.3.1　学校給食の目的 ………………………………………………… 117
　　　3.3.2　学校給食の目標 ………………………………………………… 118
　　　3.3.3　学校給食の実施 ………………………………………………… 118
　　　3.3.4　学校給食の経営管理 …………………………………………… 120
　　　3.3.5　学校給食の品質管理 …………………………………………… 121
　3.4　事　業　所 ………………………………………………………[加藤宏幸] ……… 122
　　　3.4.1　事業所給食の目的 ……………………………………………… 122
　　　3.4.2　事業所給食の目標 ……………………………………………… 123
　　　3.4.3　事業所給食の種類と形態 ……………………………………… 123
　　　3.4.4　事業所給食の運営 ……………………………………………… 123
　　　3.4.5　業所給食の栄養管理 …………………………………………… 123
　　　3.4.6　事業所における栄養教育 ……………………………………… 126
　　　3.4.7　事業所給食の現状と課題 ……………………………………… 127
　3.5　そ の 他 …………………………………………………………[中東真紀] ……… 129
　　　3.5.1　院外給食・委託 ………………………………………………… 129
　　　3.5.2　配食サービス …………………………………………………… 134

4. 給食経営管理に関する調査・研究の現状と課題

 4.1 調査・研究を始める前に ……………………………………［井澤幸子・青山京子］……… 136
 4.2 給食経営管理に関する調査・研究の現状 ……………………………………………… 137
 4.3 研究の方法 ……………………………………………………………………………… 137
 4.4 給食経営管理に関する調査・研究の課題 …………………………………………… 140

参考文献 ………………………………………………………………………………………… 141
索　引 ………………………………………………………………………………………… 143

1 総論

1.1 給食経営管理の定義

1.1.1 給食経営管理の目的

(1) 給食の定義

　現在，わが国では国民のほぼ全員が小学校の給食を体験しているといってよい．この小学校給食のように，給食は家庭外での食事であり外食として位置づけられるが，レストランなど一般の飲食店での食事とどこが違うのだろうか．一般の飲食店では，喫食対象者が固定されているわけではなく飲食店の選択は喫食者に委ねられている．そして喫食者側も食事提供側も重要視するのは嗜好，娯楽そして経済的側面と考えられる．一方，たとえば小・中学生は学校給食，入院患者は病院給食と，給食の場合は喫食者が特定多数の人で，しかもその食事は毎日のように継続的に提供されるため，喫食者の食生活に対する給食の役割は大きい．給食の内容が喫食者の健康に大きく反映することになるため栄養面での配慮がたいへん重要である．給食とは，特定多数の人に対する健康の保持，増進を目的に計画的にかつ継続的に食事提供を行うことといえよう．

(2) 給食施設の種類

　健康増進法および健康増進法施行規則によって「特定かつ多数の者に対して継続的に1回100食以上または1日250食以上の食事を供給する施設のうち栄養管理が必要なもの」と規定されている施設を特定給食施設という（図1.1）．給食を提供している施設は2009年度末現在で84,583施設あり，そのうち特定給食施設は47,418施設で全体の56.1%を占める．特定給食施設の内訳は，学校が34.6%，病院および介護老人保健施設が17.5%，各種福祉施設が31.4%，事業所・寄宿舎が14.4%，その他2.1%となっている．特定給食施設では適正な栄養管理を行うため，管理栄養士必置義務規定，栄養士または管理栄養士の配置努力規定がある（図1.1）．一方，特定給食施設としての食数に満たない小規模給食施設では，施設の種類によってそれぞれ関連する法律（医療法，介護保険法，老人福祉法，児童福祉法など）により栄養士や管理栄養士の配置が規定され栄養管理が行われている．

(3) 給食の歴史と変遷

　わが国の給食は，1873年の富岡製糸工場の給食に始まった．1889年には山形県の私立忠愛小学校で学校給食が始まっている．当時の給食は貧困層に対する救済が目的で慈善事業的性格が強かった．明治時代の後半には食事療養としての病院給食が開始され，1926年には当時の

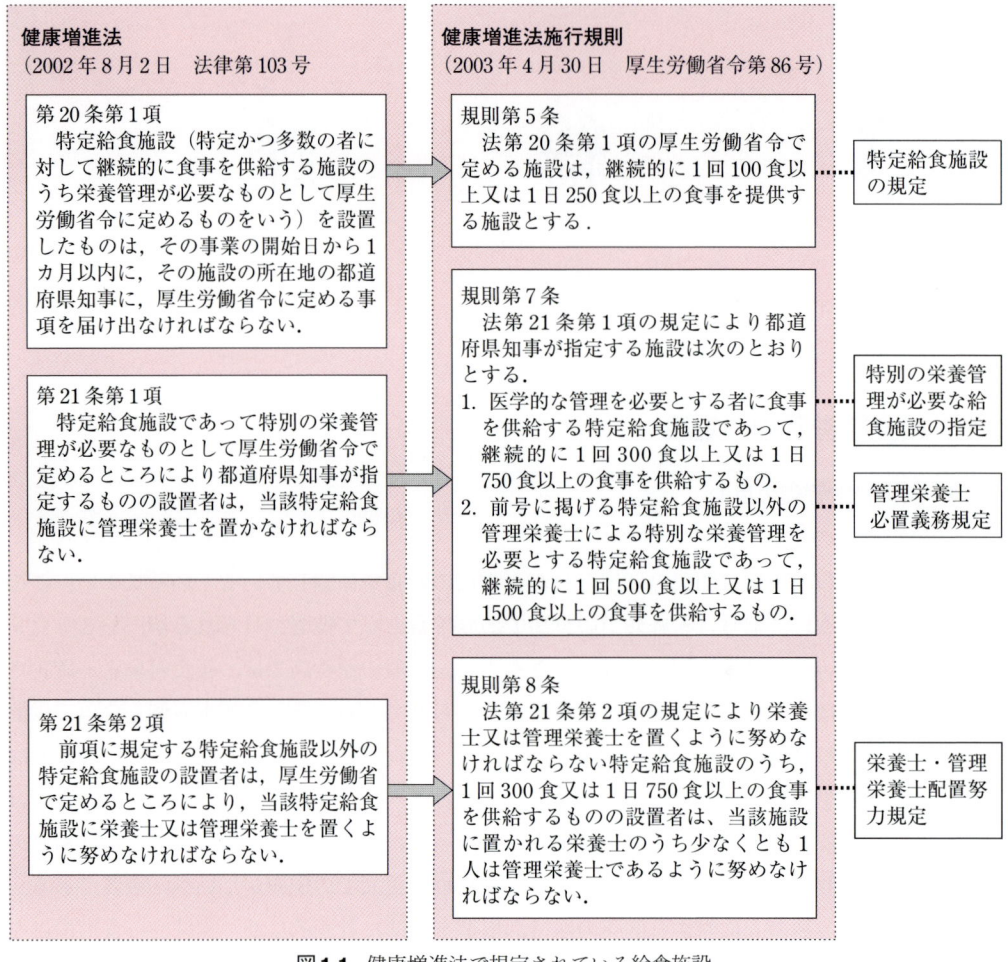

図1.1 健康増進法で規定されている給食施設

健康増進法
（2002年8月2日 法律第103号）

第20条第1項
　特定給食施設（特定かつ多数の者に対して継続的に食事を供給する施設のうち栄養管理が必要なものとして厚生労働省令に定めるものをいう）を設置したものは，その事業の開始日から1カ月以内に，その施設の所在地の都道府県知事に，厚生労働省令に定める事項を届け出なければならない．

第21条第1項
　特定給食施設であって特別の栄養管理が必要なものとして厚生労働省令で定めるところにより都道府県知事が指定するものの設置者は，当該特定給食施設に管理栄養士を置かなければならない．

第21条第2項
　前項に規定する特定給食施設以外の特定給食施設の設置者は，厚生労働省で定めるところにより，当該特定給食施設に栄養士又は管理栄養士を置くように努めなければならない．

健康増進法施行規則
（2003年4月30日 厚生労働省令第86号）

規則第5条
　法第20条第1項の厚生労働省令で定める施設は，継続的に1回100食以上又は1日250食以上の食事を提供する施設とする．
→ 特定給食施設の規定

規則第7条
　法第21条第1項の規定により都道府県知事が指定する施設は次のとおりとする．
1. 医学的な管理を必要とする者に食事を供給する特定給食施設であって，継続的に1回300食以上又は1日750食以上の食事を供給するもの．
2. 前号に掲げる特定給食施設以外の管理栄養士による特別な栄養管理を必要とする特定給食施設であって，継続的に1回500食以上又は1日1500食以上の食事を供給するもの．
→ 特別の栄養管理が必要な給食施設の指定
→ 管理栄養士必置義務規定

規則第8条
　法第21条第2項の規定により栄養士又は管理栄養士を置くように努めなければならない特定給食施設のうち，1回300食又は1日750食以上の食事を供給するものの設置者は，当該施設に置かれる栄養士のうち少なくとも1人は管理栄養士であるように努めなければならない．
→ 栄養士・管理栄養士配置努力規定

千葉医科大学，日本赤十字社病院に栄養士が給食主任として採用されて，わが国最初の病院栄養士が誕生した．学校給食も慈善事業からしだいに栄養改善事業として実施されるようになり，第二次世界大戦直後の極度の食糧事情悪化による学童の栄養補給対策をきっかけに，学校給食は全国的に普及した．戦後10年の間に栄養士法，食品衛生法，労働基準法，児童福祉法，栄養改善法，学校給食法が順次制定されて，現代の給食体制の基盤が形成されたといってよい．1948年には医療法が公布され，国立病院に栄養士が配置されることになり，1950年の完全給食制度実施により病院給食実施地域が広まっていった．その頃には経済の回復に伴い，食糧事情も徐々に改善されてきた．

　1955年頃から約20年続いた高度経済成長は国民の生活様式を大きく変容させ，食生活も多様化していった．米を主食とする日本型の食形態が欧米型へと移行が進み，女性の社会進出とも相まって外食が増加した．食生活の変化は，わが国における生活習慣病の増加の一因となり，今や食による健康の維持，疾病の予防が重要な課題となっている．栄養管理の目標は，社会情勢の変遷に伴って栄養不足の改善から，現代では摂取過剰・摂取不足の両側面からの栄養バランスの是正へと変化してきた．また，日本型食事形態の衰退から日本の食文化の継承にも

危惧がもたれるようになった．このような背景から，2005年に制定された「食育基本法」では，食の知識と健全な食生活を実践できる人間の育成と食文化の重要性がうたわれており，家庭，学校，地域などを中心に国民活動として食育の推進に取り組むことを課題としている．学校給食による食育の重要性が再認識され，給食はもはや適正な栄養管理に基づく食事の提供にとどまらず，健全な食習慣の形成や食文化の継承に寄与する「生きた教材」としての重要な役割を担うこととなった．

(4) 給食経営管理の目的

わが国では給食が開始された当初から，給食業務すべてが給食を実施している企業や団体などの管理責任下で行われる直営給食方式が一般的であった．直営給食では福利厚生的な性格もあり，給食運営の採算についての認識は薄かったと思われる．最近は給食の委託化が進み，委託給食では健全な経営が第一に問われる．すなわち，給食の品質と安全性を担保しながら，いかに無駄のない効率的な給食運営を行うかが重要な課題となる．また最近では，給食に対して，単に栄養管理に基づく食事提供というだけでなく，喫食者を顧客として認識し，よりよい食事環境のもとでよりよい品質の食事を提供し，また栄養教育にも配慮した喫食者のニーズに応え得る満足度の高い食事サービスであることが期待されている．給食経営管理の目的は，効率的な給食運営を基盤とする健全な経営下で，喫食者の食生活におけるQOLの向上にも対応した質の高い食事サービスを実現することである．

1.1.2 給食経営管理のシステム

(1) マネジメント理論

給食経営管理の「経営管理」は英語のマネジメントに相当する意味で用いられている．マネジメントとは，企業活動を円滑に行って目標を効果的に達成するために「人，もの，金，情報」の4つの経営資源を有効活用することである．マネジメントをプロセスからみると，①計画：経営の目標を設定し，具体的な実行計画を立てること，②組織化：計画を遂行するために業務を分担し，権限と責任を明確化すること，③指揮・命令：目標を達成するために実際的な行動を起こさせること，④調整：業務活動を取りまとめ，全体的にバランスよく円滑に動けるようにすること，⑤統制：計画の進捗状況を確認し，必要に応じて修正することとなる．これを次期の計画に結びつけて業務の継続的改善を行うので，この一連のプロセスをマネジメントサイクルという．経営が大規模化，複雑化すると，経営管理の扱う範囲が広くなってしまうため，一般には，たとえば人事管理，財務管理など，マネジメント対象が細分化されている．

(2) PDCAサイクル

PDCAサイクルとは，事業活動において生産管理や品質管理を中心とした管理業務を円滑に進めるための手法として考案されたもので，P (plan：計画) → D (do：実施) → C (check：評価) → A (action：対応) で構成される．今日では，PDCAサイクルはマネジメントサイクルを簡便化した手法として，生産管理や品質管理のみならず経営管理の各管理活動の手法として取り入れられている．

(3) 給食経営管理のシステム

給食施設では，①喫食者のニーズ評価や栄養アセスメントを行い，②その情報をもとに栄養・食事計画を立て，食事を作って提供し，③喫食者の満足度調査や栄養評価を行い，必要に

応じて改善を行うというプロセスで給食活動が実施されている．特定多数の人を対象として継続的に食事を提供している給食施設でこの一連の給食活動を円滑に実施し目標を達成するためには，給食活動全体をシステムとしてとらえ，経営管理の概念を導入して従業員，施設，設備，食材料など給食に関わるすべての経営資源を効果的に運用していく必要がある．給食活動をシステムとして把握すると，給食活動全体の流れをトータルシステムと，栄養・食事計画を立てる，食事を作って提供するなどの個々の業務を担当する部門をサブシステムととらえることができる．この栄養・食事計画から食事提供にいたる業務を担当する部門（栄養管理システム，購買管理システム，生産管理システム）は給食業務を直接担当するサブシステムとみなすことができ，給食業務には直接的に関わらないが，給食業務の運営効率化やサービス向上を図るために給食業務を支えるサブシステムとして安全管理システム，施設・設備管理システム，組織・人事管理システム，財務管理システム，情報管理システム，栄養教育システムがある．サブシステムでは経営資源を駆使しPDCAサイクルに則って各管理業務を機能させ，サブシステム間を相互に連携させて全体を機能させるのがトータルシステムである（図1.2）．

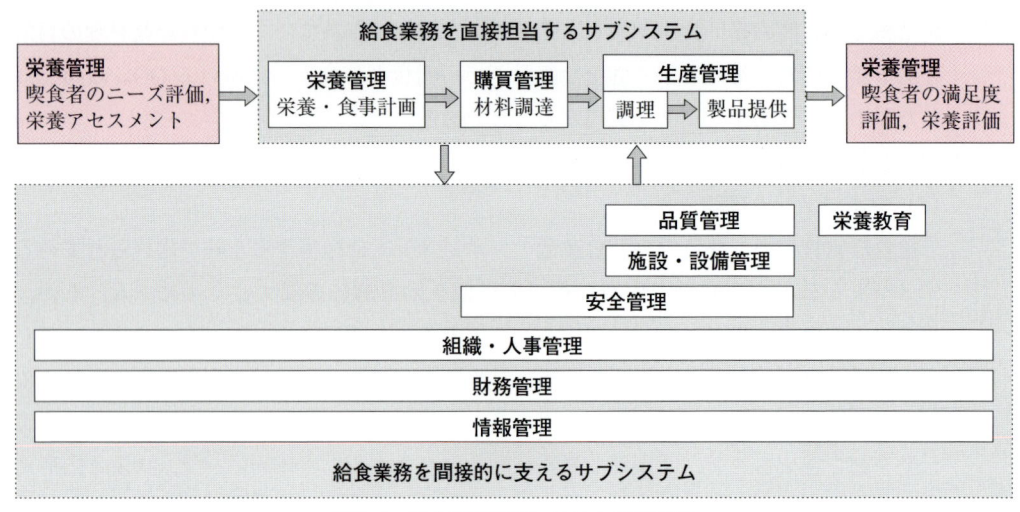

図1.2 給食経営管理システムの概念図

1.2 フードサービスと栄養管理

1.2.1 疾患の予防における栄養管理の役割

日本人の平均余命は，男女とも世界的に長寿であるが，健康寿命との差は7～8年といわれ，高齢者にとってこの差は1人で自立できない介護を要する期間である．また，人口の高齢化による肥満，糖尿病，高血圧症，動脈硬化症，心臓疾患などの慢性疾患は著しく増加している．これら生活習慣病の発症は，食生活の欧米化という急激な変化と飽（豊）食による摂取エネルギー量の質的変化と，運動不足に伴う消費エネルギー量の低下との関係が明らかにされつつあり，適正な食事摂取あるいは疾病治療のための食事療法はますます重要性が高まっている．

急性疾患と慢性疾患とでは，生体から得られる情報が異なっており，測定した時点の栄養状

態を評価する静的アセスメントと栄養補給など治療を行ってから一定の期間内に頻回測定する生化学検査から栄養状態を評価する動的アセスメントがある．静的アセスメントは身長，体重，腹囲，上腕三頭筋皮下脂肪厚，上腕筋囲などの身体測定や多くの血液生化学検査であり，動的アセスメントは，窒素バランス，3-メチルヒスチジン，たんぱく質代謝動態（レチノール結合たんぱく質やプレアルブミンなど），呼吸商によるエネルギー代謝動態などである．

　生活習慣病に対する栄養アセスメントは，臨床診査，食事摂取調査，身体計測，臨床検査などから得られた情報を基にして，個人あるいは特定集団の栄養状態を評価・判定することである．医療施設あるいは介護福祉施設などでは，これらの生体指標を用いて個人の喫食状況や栄養状態を評価するとともに適切な栄養ケアプランを立案し利用者の栄養管理を行っている．多くの慢性疾患にあっては，身長，体重などの体格指標および生活活動強度に基づいた適正栄養量の摂取が推奨されている．たとえば，糖尿病患者の食事療法は1日の総エネルギー摂取量の抑制であり，主食および副食の両方が制限される．

　一方，消化管手術あるいは消化管出血などの急性期疾患で重篤な場合や尿毒症，肝性脳症など慢性疾患が急性増悪した場合には，消化・吸収機能や全身症状が回復するまで絶飲食とし，輸液栄養などによる栄養補給が必要である．さらに回復後についても長期間の療養による栄養補給法や栄養補給量の制限により，あるいは極端な食欲不振による摂取不可能な状況が生体の栄養素の出納に大きく影響を及ぼしている．このような場合には，疾患特有のストレス係数が高くなり消費エネルギー量が増加するため，栄養素不足あるいはエネルギー摂取量の不足となっている．傷病者に対する栄養管理は，患者の病状や病態に応じた適切な栄養アセスメントを行い，その評価に基づいた栄養ケアプラン（栄養補給法の決定と栄養補給量の算出）を作成し，実行するとともに必要な栄養教育を行い，治療効果を高めることである．食事療養には，「食事は医療の一環として提供されるべきものであり，それぞれの患者の病状に応じて必要とする栄養量が与えられ，食事の質の向上と患者サービスの改善をめざして行われるべきものである」と規定されている．栄養ケアプランの実行，すなわち適切な栄養補給量の全量摂取であり，これを安全，快適，かつ美味しく提供することによって向後の日常生活において実践できるよう指導・教育しなければならない．いわゆる集団に対する画一的な栄養管理から，個人の特質を重視した個別栄養管理へと急激な変化が求められている．

1.2.2　多様化する喫食者のニーズ

(1) マーケティングの定義

　マーケティング（marketing）とは，一般的な企業あるいは教育・医療・行政などの機関や団体の活動における商品やサービスの企画，市場調査，価格設定，広告，販売促進，流通，商品化計画（マーチャンダイジング，merchandising），施設の設計・設置などの活動である．商品やサービスなどの情報を顧客が効果的に得られるようにする事業活動であり，顧客に視点をおいた活動であるため，製造ラインや研究部門，経理部門や人事部門は原則として除かれる．マーケティングの定義はさまざまに変遷してきているが，顧客に商品やサービスについて知ってもらい，関心をもった顧客にはよく理解してもらうための情報を提供することである．また，商品を購入しようとする顧客にはその商品の情報が容易に入手でき，顧客の必要とする状況に応じた状態を作り出すことである．商品やサービスが"売れる"ためには顧客のニーズを

表1.1 マーケティング4P/4C

企業（売り手）側の視点（4P）	顧客（買い手）側の視点（4C）
売れる商品（Product）を 売れる価格（Price）で 売れる流通（Placement）で 売る（Promotion）	買いたい商品（Customer-value）を 納得できる価格（Customer-cost）で 買いやすいところ（Convenience）で 納得して買う（Communication）

注：4P：ジェローム・マッカーシーが提唱したマーケティングの4つの視点
4C：ロバート・ラウターボーンが提唱したマーケティングの4つの視点

把握し，顧客のニーズを満たす商品を創り，顧客がその商品の存在を知るとともに特徴を理解し，顧客が容易に手に入れられる身近なところに商品があり，購入しやすい価格で提供される必要がある．つまり，マーケティングは表1.1に示すとおり，売り手側と買い手側のそれぞれの視点にたって，必要性と欲求を一致させることを前提として売買が活性化するよう論理的に計画し，実行するすべての企業活動であり，売り手はこのような買い手を意識した一連のプロセスに従って調整しなければならない．

(2) マーケティングの基本

マーケティングは，商品の販売やサービスなどを促進するための活動であり，基本として留意することは，①買い手がその商品やサービスに対して求めているベネフィット（benefit）は何か，②ベネフィットを満足させるための，商品やサービスの差別化，特長のポイントは何か（差別化・特長），③差別化・特長のポイントを評価してくれる買い手はどのような人か（セグメンテーション，segmentationとターゲティング，targeting），④具体的に4Pのどれで差別化するのか（ジェローム・マッカーシーが提唱したマーケティングの4つの視点）の4項目である．この4項目を順に考えることによって整合性や統一性が理解できる．

● **ベネフィット** 買い手がその商品を買うのは，商品自体が欲しいのではなく，その商品がもたらす付加価値を買っているのであり，「ドレスや装飾品を買うのは，きれいにみせたい」とか，「コーヒーや紅茶を飲むのは，リラックス感が欲しい」とか，「ブランド品をつけるのは，見栄がはりたい」ということである．「きれいにみせたい」，「リラックス感が欲しい」，「見栄がはりたい」という商品を得ることによる恩恵や利益である．

● **差別化（特長）** 売り手が扱う商品には，同種の商品を扱っているほかの売り手が存在しており，その同種の商品よりも，この商品を買うことがよりベネフィットが高いということを買い手に納得してもらう必要がある．商品がまったく同じであれば，価格の安い商品を買うことになるが，必ずしも価格だけで選ばれるわけではない．そのためには，この商品でなければならない理由，同種の商品との違いを買い手に訴える必要があり，また，この売り手から買う理由を納得してもらう必要がある．商品のもつ特長，他社の商品にはみられない特長，これが差別化するということである．買い手にとって便利な商品，より役立つ商品，よりたくさんの情報を提供してくれるサービス，より見やすいサービス，より愛想のよい売り手，など差別化する特長は多くあり，その商品の特長を見つけ出すことが必要である．

● **セグメンテーションとターゲティング** 売り手あるいは売るべき商品の特長を把握した後は，その商品やサービスを正しく評価してくれる買い手はどのような人であるかを調べる．セグメンテーションとは，その商品やサービスを買ってくれそうな買い手と買ってくれそうにな

い人に分けることであり，ターゲティングは，買ってくれそうな人の中から誰かに絞って狙いをつけることである．安定した売上げを確保するためには，商品やサービスなど売り手の特長を評価してくれる人に絞って相手にする必要があり，買い手を狙うためには分けることが必要であり，セグメンテーションとターゲティングは常にセットとして考える．

● **4P**　どのように差別化し，買い手を絞っていくのかという具体的な方法である．4Pは，表1.1に示したとおり，Product（製品）：売り手の商品やサービス，Price（価格）：値段・価格体系，Promotion（販促）：広告，広報などを含む広い意味での売り方，Placement（流通）：販路の4つの頭文字である．

(3) 給食とマーケティング

特定給食施設などにおける栄養管理基準の運用にあたっては，利用者の身体の状況，栄養の状態，生活習慣などを定期的に把握し，これらの情報に基づいて，適切なエネルギー，栄養素の量を満たす食事の提供に努め，品質管理を行うことである．その集団や個人の性，年齢，身体状況，活動度，栄養状態，地域性，生活環境，社会環境あるいは健康度（疾病や傷病の重症度）など，それぞれの目的に応じた商品やサービスの提供が必要である．マーケティングは商品の販売やサービスなどを促進するための活動であるが，上述のように特定給食施設においては，適切な食事の提供とその品質管理に重点が置かれていることから，集団給食におけるマーケティングのベネフィットは健康の維持・増進であり，疾病の治癒あるいは回復を目的とし，差別化（特長）は健康の維持・増進や疾病の治癒・回復を図るための食事療法である．これらを健康の維持・増進を目的とした栄養管理と疾病の治癒あるいは回復を目的とした栄養管理とに分け，利用者の必要とする目的を満たすことがセグメンテーションとターゲティングである．

特定多数の人に対して毎日3食あるいは毎昼食を提供していることから，具体的な4Pとして，Productは食べるための食事（商品）と食べるための環境（サービス）であり，Priceは給食費，福利厚生費あるいは食事療養などの規定の価格，Promotionは健康の回復・維持・増進，Placementは配食・配膳など食事やサービスの方法と考えられる．

(4) フードマーケティングの顧客・提供商品・環境・サービス

特定給食施設には学校，病院，介護老人保健施設，老人福祉施設，児童福祉施設，社会福祉施設などがあり，施設の目的によって特定多数の集団である利用者は異なっている．発育・成長を促すための保育所給食，幼稚園，小・中学校，一部の高校などの学校給食，健常人を対象とした事業所給食，矯正施設給食など，傷病者を対象とした病院，介護老人保健施設，老人福祉施設，児童福祉施設，社会福祉施設など利用者はさまざまである．顧客（利用者）が求めるものは健康の回復であり，傷病の治癒であるが，傷病によっては，健常な身体機能に回復できない場合もあり，個別に考えなければならない．提供する商品，すなわち食事あるいは食事提供に関するサービスであるが，これについても健康の維持・増進あるいは疾病の治癒・回復のための商品であり，健康度や傷病の重症度と大きく関係している．経口・経管による栄養補給，常食，軟食あるいは流動食という食形態別の栄養補給法や特別な制限のない，あるいは食事療法の必要性が高い栄養補給量など顧客の栄養状態などに応じた商品提供が求められる．また，喫食する場所，すなわち食堂で食べるのか，病室のベッド上で食べるのか，1人か複数の共食か，適時適温の食事か，食堂の雰囲気はどうか，壁の色や窓からの景色，音楽の有無など

食べる環境は重要な顧客サービス要因である．また，食事の配膳時の接客態度，言葉遣い，服装など顧客に不快な思いをさせないなどの顧客の主観的な感覚によるものもサービス対象の行為であり行動である．

(5) 喫食者のニーズ

一般に製造部門では，必要な材料や部品を入手し，貯蔵や加工の工程を経て，目的とする製品（商品）を生産している．食事の提供は，献立に基づいて食品を調理・加工し，盛り付け，配膳するまでの行為と，喫食者に直接手渡すという配食行為や食べる場所や雰囲気などの環境要因，いわゆるサービスを含んでいると考えなければならない．利用者（喫食者）の栄養状態，食事摂取状況あるいは身体状況を勘案し，健康度（傷病の重症度）に応じた栄養量を算出し，この栄養量を満たした献立を作成する．献立の作成には，利用者の性，年齢，必要栄養量，3食の配分，食欲，嗜好，季節，調味，色彩，調理法，調理時間，調理機器・器具の種類と性能，調理技能，喫食環境，食文化（地域特性），食様式などのほか健康に関する意識度や知識度，食事療法および食形態の段階的摂取にともなう食品の使用あるいは調理法の制約または制限，味覚・口腔・咀嚼・嚥下障害，消化吸収能力の低下による食品の使用あるいは調理法の制約や制限など利用者の生活環境を含めた身体状況に配慮することも必要である．特に，健康の維持・増進あるいは回復に力点を置きすぎた押しつけの栄養教育は，利用者の意向を損なうことになるので避けなければならない．喫食者のニーズは，健康度に応じた美味しそうな食事が買いたい商品であり，それを納得できる価格で，食堂や売店など買いやすいところで，メニューや金額をみて納得して買うことにある．

しかし，給食においては，健康の維持・増進あるいは食事療法という目的が主とされ，健常人については，季節や嗜好，調味，色彩などに重点をおいて食品や調理法の選択などを行うことになり，傷病者については，栄養補給法によって，また，栄養状態や身体状況によっても求められる食形態や栄養量が制約・制限されることが多い．特に日常生活が個別化あるいは多様化している今日，特定給食施設においても個別対応は必須となっており，利用者の詳細な情報の収集は欠かせない．

このように利用者のニーズあるいはウォンツを調査すること，あるいはその手法など利用者を知るための活動をマーケティングリサーチまたは市場調査という．商品やサービスの提供を受ける利用者側にとっては，マーケティングリサーチが行われることで，自らの望む商品やサービスを利用することができ，不要な商品の開発など無駄なコストが価格に転嫁されることを防ぐというメリットがある．また，売り手側から買い手側にアプローチし，積極的に利用者の情報を得ることがマーケティングリサーチの特長でもある．マーケティングリサーチには，質問紙や面接による定量調査，グループ・インタビューやデプスインタビュー（少人数の対象者（基本的に1対1）に対し，臨床心理学や精神分析などの専門的な知識を有した司会者が，性格・思考・心理的側面まで踏み込んだインタビューを行う手法）による定性調査，観察調査や覆面調査などが行われている．また，どのくらいの利用者がいるのかを把握するためには，施設の規模（収容能力）とその地域における対象者を公的機関の資料やリサーチ専門業者の報告書を利用する．また，利用者が商品やサービスについて積極的に意思表示するということは少なく，実際の購買行動（買う，買わない）によって暗黙の意思表示をしていることもあり，

これらを敏感に感じ取って商品やサービスに活用する．

　市場規模の把握では，売り手が事業を継続していくうえで十分な規模と能力を有しているかを考え，その規模を確認したら，市場ではどのようなニーズがあるのかを分析し，商品やサービスの購入にあたって決定的な要因となる共通のニーズをみつける．たとえば，介護サービスについては，「自宅でサービスを受けたい」のか「専門の介護保健施設でサービスを受けたい」のか，価格についても，「できるだけ安い価格でよい」のか，「高くても充実したサービスを受けたい」のか，さまざまなニーズがあり，その中から，多くの利用者が共通に持っているニーズを見つけ出すことである．利用者のニーズは，食糧難の時代には，栄養の改善，すなわち十分な栄養素・量を確保するという共通の認識があり，体格や体力の向上を図るという目的があったが，飽（豊）食時代の今日にあっては，美味しいものを食べて，快適に暮らし，なお健康でありたいというようなウォンツが主となっていることに留意して，利用者の多様化，個別化したニーズを把握することが重要である．

1.3　給食経営管理システム

1.3.1　PDCAサイクル

　財とは経済用語で，生産手段として使用される財を生産財，個人的欲望の充足に直接供せられる財を消費財といい，目にみえる有形の商品と目に見えない無形の商品がある．たとえば衣服，食べ物，住居，自動車，家具や家電製品など製造された商品は目にみえる有形の商品であり，第一次産業（農業，林業，水産業など直接自然に働きかけるもの）あるいは第二次産業（地下資源をとりだす鉱業と鉱産物，農林水産物を二次的に加工する工業をいう）で生産されるものである．一方，売買した後に商品が残ることがない効用や満足感などを提供する目にみえない無形の商品をサービスといい，第三次産業（商業，運輸通信業，サービス業など第一次産業および第二次産業以外のすべての産業をいう）で生産されている．

●**品質管理**　品質管理（quality control：QC）は，主に製造現場における品質管理であり，製品単体の品質向上を目指したもので，現場中心の小規模で，即応型の品質管理手法である．TQC（total quality control）は，アメリカにおいて提唱され，わが国に持ち込まれた概念であるが，日本では，製造現場のみならず間接部門，営業部門を含めた全社的な品質管理の重要性が指摘され，特にモチベーションの高揚や意識改革を特徴とした全社的品質管理（company-wide quality control：CWQC）や総合的品質管理（日本型TQC）へと発展した．品質は1つ1つの製品がもっているものではなく，製造している企業のすべての部門の活動が最終的な製品の品質を決めるという認識である．さらに，この手法は，顧客の要求が品質を決めるという認識と製品の品質だけでなくサービスの品質管理も含むべきという考えから，広く第三次産業であるサービス業にも応用され，経営の質的管理（total quality management：TQM）へと発展した．その基本は無理，無駄，むらをなくすことであり，全社的な品質管理を行うためには，各グループ（QCサークル）が与えられた課題に取り組むだけでは不十分である．企業としての方向性，目標を社員に明確に示すとともに，各サークルの綿密な連携が重要である．サービスには，無形性，非分離性，変動性，即時性などの特性があり，無理，無駄，むら

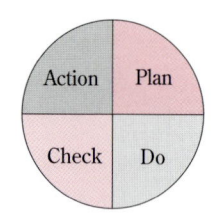

Plan　：改善計画を立てる
Do　　：計画に沿って実施する
Check ：実施した結果を評価する
Action：改善するための処置を考える

図1.3 日本型 TQC における PDCA サイクル（TQC の実践では，対象者は平均的な知識・技能をもった人々である）

を排除する手法が効果的と思われる半面，栄養管理（給食）部門には，非営利，専門集団，個人主義，能力主義などの特徴があり，日本型 TQC の長所であるボトムアップ型の手法に向かないという側面もある．TQC を推進するためには，社員のボトムアップだけでなく，トップダウンによる活動が重要であり，TQC の実践をサポートしたのが図 1.3 に示す PDCA（plan-do-check-action）サイクルとよばれる改善サイクルである．

● **PDCA サイクル**　PDCA サイクルとは，現状を把握し，改善のための目的，目標，方針あるいは計画を策定あるいは設定する Plan（計画），その計画を実行あるいは実施する Do（実行），実行した結果を計画どおりであるかを検証し，評価する Check および実行した計画がどの程度効果的であったかを調べた上，さらなる改善，見直しをする Action（改善）の 4 段階からなっている．

　特定給食施設などにおける栄養管理基準の運用の詳細を PDCA に当てはめてみると，「利用者の身体の状況，栄養状態，生活習慣などを定期的に把握し，これらに基づき，適当な熱量および栄養素の量を満たす食事の提供に努め，品質管理（提供する食事の量と質について計画を立て（P），その計画どおりに調理および提供（D）が行われたか評価（C）を行い，その評価に基づき，食事の品質を改善（A）することをいう）を行うよう務めること，（以下略）」と考えることができる．このことは，管理栄養士が提供する栄養ケアプランに基づいて提供された食事が健康の維持・増進あるいは食事療法にとって有効であるかを評価し，より有効な食事が提供できるよう質を高めていくという，継続的な栄養マネジメントである．

　また，栄養ケア・マネジメントにおける栄養ケアは，問診，臨床診査，臨床検査，身体計測，食事摂取調査などによって有リスク者を抽出し，個々の栄養アセスメントに基づき，具体的な栄養管理上の問題点を解決するための栄養ケアプラン（P）を作成し，実施（D），モニタリングすることによって，新たな問題点を見つけ（C），その問題に対する解決策（A）を明らかにし，栄養ケアプランを立案することである．栄養ケアプランは，①必要栄養量に見合う適切な栄養補給量，②生活習慣の改善に資する栄養教育，栄養カウンセリングについての計画，③多職種協働による専門領域からみた栄養ケア計画である．個々のリスクを抽出し，スクリーニングを繰り返しながら良好な栄養状態へ改善させていくことにあり，PDCA サイクルの考え方に従って実施するのである．

1.3.2　安全管理システム

（1）食材料（食品）流通と購買管理

　流通とは，生産者から消費者に商品（生産物・製造物）を届けるまでの商業活動である．食品の流通部門は，各地の農林漁業者や食品製造業者などが生産したものや製造したもの，ある

いは，世界各国から輸入したさまざまな食品を，安定的かつ効率的に消費者に供給するという非常に重要な役割を果たしている．この流通に関わっている業者には，直接消費者に商品を売る小売業者やその小売業者に商品を売る卸売業者があり，さらに，商品を目的地まで運ぶ業者や倉庫に保管する業者，あるいは小売りに適するよう仕訳，包装する物流業者も存在している．食品の流通部門は競争が激化し，その構造は大きく変化している．食品スーパー，コンビニエンスストア，業務スーパーなどの店舗数が増加している反面，中小専門小売店は減少しており，生鮮食品については，卸売市場が中核的な流通拠点となっている．しかし，地産地消の振興策や産地直売，ネット販売など卸売市場を経由しない流通が拡大し，流通の多元化が顕在化してきた．また，IT（information technology：情報通信技術）化の著しい進展は，食品の生産，製造，流通，消費など商品としての情報収集が必要であり，食品の流通特性や多様性あるいは地域性に配慮した流通が求められる．

　集団給食施設における食品は，小売業者，卸売業者，メーカーあるいは食品スーパーなどから購入することになり，業者の選定は，扱っている食材の種類によって分けられる．米は米穀業，パン類は製パン業，いも類，野菜，果物は青果業，生鮮魚介類は鮮魚業など，精肉や精肉加工製品は精肉業，味噌，醬油，各種缶詰類は乾物業から購入しており，大きく生鮮食品と在庫食品に分けられている．食料の流通は，生産地から消費地の市場に出荷され，「せり」を経て卸売り価格が決定され，卸業者から小売り業者へと流通し末端価格が決定されている．

　栄養管理（給食）部門における食材の購入には，利用者の栄養管理計画（予定献立表）に基づき，当該契約期間の食材の種類，使用量を示す必要がある．これを生鮮食品と在庫食品とに分け，さらに業種別に分けて複数の納入業者に提示し商品の単価を決定する．契約方法は，設立主体によって異なっており，精白米や牛乳など大量に使用し，しかも一定期間価格が変動しない商品は指名競争入札，乾物や調味料などの在庫食品で単価の変動が少ない商品や一定期間の単価変動が少ない生鮮食品は一般競争入札（相見積契約）あるいは随意契約（信用取引）などによって単価契約が行われる．契約期間は，当該年度内に限られているが，米穀年度は米が収穫される10月から翌年の9月までになるため6ヶ月間，牛乳や乾物，調味料なども6ヶ月間と比較的長期にわたるが，生鮮食品などは1～3ヶ月間とすることが多い．食品の単価情報は，献立表の材料原価の算出や日々使用した食材料費の集計表において活用され，翌々月以降の献立の予定価格の作成や食品群別の価格動向の資料としても利用できる．

　食材購入に関する管理帳票は，2章の表2.32「食材購入に関する事務管理帳票とその概略」を参照のこと．これらの帳票によって，現在の給食材料費の使用金額や食材料の購入実態，予算の使用状況，日々の給食数の動向を把握することができ，今後の献立作成など栄養補給計画の資料として活用することができる．

(2) 安全・衛生管理

　近年，食べる側の安心，安全がさけばれている．食の安全・安心については，BSE（牛海綿状脳症）感染牛の危険部位の混入，食品会社のブランド偽装事件，輸入食材や加工品の高濃度残留農薬など事件が多発し利用者の関心も高くなっている．その背景には消費者の権利意識の向上，インフォームド・コンセント（informed consent：説明と同意）など法律による保護やIT化による技術の進歩，制度の改正などとともに，健康に対する関心度により，食品の生

産あるいは消費など食糧の需給に大きく影響を及ぼしている．

　従来，集団給食施設においては，サルモネラ菌，黄色ブドウ球菌など細菌性食中毒防止に神経を尖らせていたが，最近ではO-157やノロウイルスなどを起因とする食中毒が中心となってきた．集団給食施設においては，利用者の身体の状況，栄養の状態，生活習慣などを定期的に把握し，これらの情報に基づいて，適切なエネルギー，栄養素の量を満たす食事の提供に努め，品質管理を行うことが求められている．対象となっている集団や個人は性，年齢，身体状況，活動度，栄養状態，地域性，生活環境，社会環境あるいは健康度（疾病や傷病の重傷度）など，それぞれの条件は異なっているものの，必要な栄養の確保に努めなければならない．しかし，利用者に食事を提供するまでのすべての過程において，安全・安心が確保されなければ，飲食に起因した事故，たとえば異物混入や食中毒などが起こり，いままで積み重ねてきた信用や努力が一瞬のうちに無となってしまう．また，人命に関わる事態も想定され，施設や栄養管理（給食）部門の管理責任とともに直接作業に当たった担当者についても重大な責任負うことになる．このような危害を未然に防ぐためのシステムとしてHACCP（ハサップ，Hazard Analysis and Critical Control Point：危害分析重点管理法）が用いられている．HACCPは，オートメーションの食品加工ラインにおける各種の有害物質の混入の有無を視覚的に確認，記録し，あるいは必要に応じて汚染された製品を抜き取り廃棄するという，食中毒などによる食品事故を未然に防止するために開発されたシステムである．集団給食施設においては，食材料の購入時，保管，下処理，調理加工，盛り付け，配膳・配食までの利用者の口に入るまでのさまざまな工程の中で，いくつかを重点的に管理することによって食中毒の予防や品質の維持管理を行い，粗悪品の排除を適切に行うシステムである．

●**HACCPのプログラム**　表1.2に示す7つのステップによって成り立っている．

表1.2　HACCPシステム7つのステップ

① 食品に有害となりうる要因を明らかにする．微生物などの生化学的要因，水銀やカドミウムなどの化学物質要因，ガラスの破片や金属の混入などの物理的要因に対して，適切な予防措置を確立する．
② 重点的に管理するポイントを明らかにする．
③ そのポイントについて，予防措置の限界を確立する．たとえば，加熱する食品の場合には，安全な製品とするために必要な最低加熱温度，時間を設定する．その温度と時間（中心温度75℃で1分以上）が限界域となる．
④ 管理ポイントを監視する手順を確立する．誰が，どのように調理時間や温度を監視するかを決める．
⑤ 限界域が達成されていないことが明らかになったときに取るべき修正措置を確立する．
⑥ HACCPシステムを記録する効果的な記録保持手段を確立する．
⑦ システムが常に稼働していることを照合する手順を確立する．

　この7つの項目については，微生物学的研究成果など確実な科学的，技術的知識により実施しなければならない．

　HACCPシステムの特徴は，食品の製造，加工および販売などの全過程において予防措置に重点をおいたもので，それぞれが科学的根拠に基づいた合理的な管理体制を構築することで，食品メーカーや販売店がその食品について安全を保証するとともに，その責任体制を明確に示している点にある．

(3) 事故・災害対策

　集団給食施設における事故には，施設そのもの設備品あるいは機器具のトラブルによって食

事の提供に支障が出る場合と大きく影響しない場合とがある．事故の種類には，施設の損壊，エレベータの故障，長時間の停電，ガスや蒸気の停止，断水や排水溝のトラブルなど機器具の故障あるいは破損，コンピュータの故障やシステムのトラブルなど付帯する設備品の故障がある．また，従業員の業務上のけがや感染症による出勤不能など作業担当者の確保が困難な場合なども事故である．施設内で事故が発生した場合には，とりあえず負傷の有無を確認するとともに安全な場所に移動し，できるかぎりの手当を優先して行う．その後，いつ，どこで，なにが起こったのかを把握し，給食業務の遂行が可能か，どうすれば食事を提供できるかを考える．調理作業が不可能な事故には，施設や機器が使用不能の場合，熱源や給水が使用不可，排水不能の場合などがあるが，これらの事故の場合は，施設内の使用可能な機器具を用いるか，プロパンガスやカセットコンロ，ポリタンクによる水の運搬，仮設の排水溝を確保するとともに，これらの機器具によって調製できる献立に変更することも必要である．また，出勤予定の職員の確保が困難な場合には，公休の振替により出勤可能な職員を確保するか，管理栄養士あるいは給食事務担当者などが調理業務を担当し，食事の搬送や下膳などは他部門の職員を動員することも考える．コンピュータの故障やシステムのトラブルなどの事故時には，電話や伝票などにより情報を収集することになるので，帳票の意味や内容を関係者に周知しておくことも重要である．

　地震，津波，台風あるいは大雪などの自然災害や火災，爆発などの人為的な大規模災害が起こった場合でも利用者に対する食事の提供は行わなければならない．大規模災害が発生した場合には，施設内の災害対策マニュアルに従って，関係部署の責任者から構成される対策本部が設置される．災害対策本部には，施設内の被災状況が逐一報告されるので，給食施設あるいは病棟などの被災状況に応じて食事の提供を考える．また，事前に援助協定を締結している他施設への依頼内容を確認し，二次災害を被らない範囲で応援を求める．また，大規模災害時に備えて備蓄してある非常食についても，可能な限り使用する．非常食は，他施設からの援助や救援物資などが届くまでの期間分を確保するため，少なくとも2～3日間（6～9食）の非常食が必要である．非常食は，災害などにより建物が損壊を被った場合を想定し，施設内の安全な場所に分散して保管するとともに，非常用の鍋や釜，プロパンガスや水など調理機器や熱源についても独自に保管する．非常食の保管期間は，賞味期限までとし，定期的に入れ替える．

　災害時の給食の相互援助協定は，災害や食中毒の発生により，給食施設・機器が使用不能に陥った場合の対策として，近隣の同規模あるいは類似の施設との間で非常食を含む食事の提供に関して相互援助協定を締結しておくことである．また，災害時の被災状況を想定した訓練を行い，状況の把握や食事確保対策などをマニュアル化しておくことで災害発生時に混乱することなく食事を提供することができる．

1.3.3　組織・人事管理システム

（1）給食の組織

　組織（organization）とは，ある目的を達成するために，それぞれ専門分化した役割を持つ個人や下位集団から構成される集団である．つまり目的達成のため複数の人が集まって行動するにあたり，担当者の仕事の範囲や役割，責任などの関係を規定し，規則だって正しく合理的に行われるように構成したものが組織である．組織を構成する要素として，①構成員，②共通

の目的と意志の存在，③一定の規範，④命令と役割の存在の4原則がある．すなわち，企業活動を円滑に，効果的に行うために，そこで働く人々の職務分担が明らかとなっており，その構成員が職務内容を熟知して，やり遂げようという共通の目的や共通の意志をもつとともに，誰がそれを行うか，その責任はどこの部署で，だれが負うのかという社会規則や規範を作成し，それぞれの所掌範囲を決めることが必要である（表1.3）．

表1.3 マネジメントの階級

階　級	マネジメント内容
トップマネジメント（最高経営層）	経営層における決定機能から経営と管理を結ぶ全般管理の指令機能と部門管理までを行う階層を指す．
ミドルマネジメント（中間管理層：部長・課長・栄養部長）	トップと現場との橋渡し役で，情報伝達の機能を果たす．トップの意向を現場の状況を加味しながら伝達し，さらに現場状況の重要なポイントについてトップへ報告する（企業経営管理は，実質的にはこのクラスの努力に負う）．
ロワーマネジメント	直接作業機能をリードする職能であり，管理と作業が同居する部分である．実際に指揮，指導する現場監督者などである．（下級管理層スーパーバイゾリー・マネジメント・監督者層）

　集団給食施設における栄養部門は，利用者の健康の維持・増進あるいは疾病の予防や治療，栄養食事指導など栄養補給に関する実践教育を行うとともに栄養教育や健康管理の啓発活動などを企画する部門として必要不可欠な組織であり，専門的機能をもって人々の健康の維持・増進あるいは病態の改善に貢献することが目的である．栄養部門は，この目的に合致した機能が十分発揮できるよう専門的な知識および技術を有する職員によって組織し，栄養補給管理，栄養教育管理および調査，研究，試作，分析，食事や食品の応用研究，調理技術の教育・啓発など栄養管理全般を所掌する．責任者である管理栄養士や栄養士の責任範囲を明確にするとともに，利用者に食事を提供するために必要な仕事，調理担当，食品の発注や受領担当，盛り付け・配膳担当，下膳・食器洗浄担当など仕事の範囲や行うべき業務内容を明確にする．また，その指揮命令系統を示すことで組織ができあがる．

（2）人事・労務管理

　現代の経営用語では人事管理（personnel management）と労務管理（labor management）は同意語として，あるいは人事管理に包括されて用いられている．人事管理とは，事業体の経営活動において，必要な人員を確保し，研修を行い，昇進や昇格，配置換えなどにより，職員の知識の習得あるいは潜在能力の活用を図ることと職員の給与管理，福利厚生，職場や個人の安全衛生，上司や同僚との対話や提案制度など働く環境を整備し，働く意欲を高める活動のこ

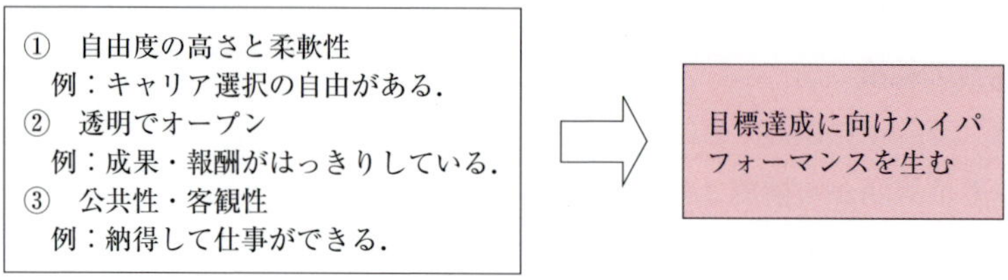

```
① 自由度の高さと柔軟性
   例：キャリア選択の自由がある．
② 透明でオープン
   例：成果・報酬がはっきりしている．
③ 公共性・客観性
   例：納得して仕事ができる．
```
⇒ 目標達成に向けハイパフォーマンスを生む

図1.4 人事制度を構築するうえで大切な3つの要素

とであり，人事制度を構築するうえで大切な要素は図1.4のとおりである．

　組織におけるトップマネージャーは，事業体の目的を果たすための経営方針を示し，ミドルマネージャーはトップの意向を部下に具体的に示すことで，それぞれの職責を果たしている．その目的や経営方針に従って業績を上げていくためには強力なリーダーシップが必要である．このリーダーシップが十分に発揮できるよう適任者を配置するためには適正な人事管理を行わなければならない．人事管理は，事業体の経営目的達成のため限られた職員を適材適所に配置することで効率的に行うもので，その効果は売上げの向上，生産性の効率化，原価管理，品質アップなど収益に影響を及ぼし，職員の仕事に対する情熱は欠勤率や離職率などによって評価することができる．また，職員個人を客観的に評価するために，直属のミドルマネージャーあるいはロワーマネージャーによる人事考課が行われる．その目的は，昇級や賞与などによる待遇改善，業務不適格者の抽出や人事異動の資料とする場合，あるいは職員教育の必要性などである．

● **人事考課**　人事考課の要件を以下に示す．①対象と目的に応じた考課要素を設定する．②適正な評定能力をもっている．③客観的かつ計量的な評価方式によって行う．④心情的・恣意的な判断を行わない．⑤定期的に実施する．

　人事考課（評価）の方法としては，勤務態度，職務能力，勤務実績などの勤務実態を総合的に評価する方法と，知識，熟練，理解力，協調性，正確性，迅速性などの能力判定，あるいは仕事の量や質，協調性，信頼性などの要因別に勤務評定を行う分析的方法がある．人事考課の要素は，事業体や業種によってさまざまに設定されるが，一般的には職名，職階ごとに評価要素（職務遂行能力，職務達成度，勤務態度および将来の可能性や課題）を決定する必要がある．これによって，職員個人の能力のレベルや特色，やる気などを把握する．

1.3.4　財務管理システム

（1）給食経営と会計

● **会計の定義と目的**　会計は，物品の生産，製造，販売など経済活動を行っているすべてのところで行われている行為である．会計の目的は，一定年度ごとの事業の内容やその収益，費用，収入，支出を区分ごとに整理して，収支計算書，正味財産増減計算書，貸借対照表，財産目録などにより明らかに示すことである．集団給食施設についても，経営主体別に多少の差はあるものの営利会計を必要とする事業体であることから，現在の財産や経営状態を把握する必要がある．すなわち，利用者の栄養管理を行うための献立の立案，食材料の発注，納品，検収，調理，盛り付け，配膳，下膳までの給食管理とそれに必要な食材の保管管理，在庫出庫などの物品の出納記録や所要の人件費，管理費，経費などの費用を含めた管理を行うとともに，組織に占める栄養管理（給食）部門の収入収支を把握しなければならない．一般に，会計年度は企業，官庁など営利，非営利に関係なく，通常4月1日に始まり翌年の3月31日までの1年間であり，その間の収入支出の内容と利益や利潤の確保の状況などについて事業年度ごとに報告されている．

● **予算と予算管理**　予算とは，通常は1年を期間として，経営計画，損益目標などを具体的な数値として示した年度収入支出（利益）計画のことである．1会計年度における事業の実施内容に応じて支出するものや収入となる物品などを前年度の状況を勘案して所要経費区分ごと

に具体的に計画するものである．

　企業は，利益の獲得と安定・継続的に成長していくことが経営の目的であり，将来的な展望や進むべき方向性を明確に示し，中長期（3〜5年あるいは5〜10年）の目標を具体化した経営計画を策定しなければならない．予算管理は，健全な企業活動を行っていくために不可欠なもので，企業あるいは構成組織や各部門における一定期間の目標やそれを達成する目的行動を売上高，費用，在庫高，投資額などの数値で表し，初期の目標や計画に合わせた相互的調整を行い，事業などを統制することである．1会計年度あるいは中長期計画に定めた企業体の利益目標を達成するための目標を具体的に各部門に示し，その目標を達成するための具体的な行動計画を数値化して予算実績管理を行う必要がある．事前に検討された計画と実施後の結果について，事業内容の評価や達成度を所要経費などと併せ比較分析することで，次年度の計画や目標をより的確に示すことができる．

●**売上と売上高**　製品を販売することによって得られた売上高から所要の費用を差し引いた残りが企業の利益である．売上は，一定の期間に物品（製品）を売って得た代金の総額であり，栄養管理（給食）部門においては，対象者（患者，利用者，従業員など）に食事を提供した代価として一定の金額を徴収した総額である．また，売上原価は，食事を作るために発生した費用（製造高）であり，販売した食事に対する調製金額の合計である．売上は総売上高で表す場合と総売上高から値引きや戻り高を差し引いた純売上高で表す場合がある．多くの企業体では「純売上高」を採用しており，また，製品売上高と商品売上高とは区別されている．売上原価は販売した物品（製品）の原価であり，その物品に要した仕入れなどの費用である．当該期間に販売したものは当期の費用として売上原価を構成し，次期繰越分は棚卸資産として資産計上される．

(2) 財務諸表

　財務諸表は，企業あるいは構成組織や各部門が所有・管理する財産の変動を，帳簿に記録・計算する簿記という帳票から決算時に作られている．簿記は，記帳方法により単式と複式とに分かれ，また，適用領域と記録・計算内容により商業簿記，工業簿記，銀行簿記，農業簿記，官庁簿記などに分かれている．複式簿記は，すべての経済活動を借方と貸方に分け，それぞれの要素を継続的，組織的に記録し，貸借対照表と損益計算書が誘導的に作成できるように仕組まれた帳票である．単式簿記は家計簿，小規模組織の現金出納帳や官庁簿記の一部にみられる．どちらの方法であっても最終的には財務諸表を作成することが目的であり，この簿記により財政状態や運営状況を体系的に記録することができ，一定の期間後にその期末の財産状況を把握することができる．

●**損益計算書**　損益計算書は，企業体などが利益を得たのか，損をしたのか，その運営状況を明らかとするため1会計期間（通常4月1日から翌年3月31日までの1年間）において処理されたすべての費用とこれに対応するすべての収益とを記載して，当期に得られた純利益を表したものである．損益計算書は，経常損益計算および純損益計算の区分に分け，それぞれに掲げる費用，収益は総額によって記載することを原則としている．費用の項目と収益の項目とを直接に相殺することによって，その全部または一部を損益計算書から除くことや省略することはできない．

●**貸借対照表** 企業や法人などが事業を行うためには現金が必要である．この現金は自己の拠出金であっても，他者からの借入金でもよく，自己拠出分を資本，他者からの借入金を負債という．個人経営の場合には自らの拠出金で事業を行うことから，この自己資金を元入金とよび，株式会社のように株主から集めた資金によって事業を行う場合には資本金とよんでいる．資本金は，他者から調達した資金であり，負債のようにみえるが，この資本金には返済義務はない．これは事業の運営などに賛同して株という形で経営に参画していると考えられている．つまり株として集めた資金は自己資本であり，集めた負債や資本による現金を用いて必要な設備や備品を購入し事業を行っていくのである．これらの現金，預貯金，備品などすべてを含めて資産とよび，年度末日や各期末日におけるすべての資産，負債および資本を記載し，事業体などの財政状態を明らかにたものが貸借対照表（balance sheet：B/S）である．

●**キャッシュ・フロー計算書** キャッシュ・フロー計算書（現金収支計算書）は，事業体などの1会計期間における現金および現金同等物の収入と支出を表示するための財務諸表である．キャッシュ・フロー計算書では，一定期間の現金や現金と同等に扱われる物（預金のように直ちに現金に換えられる物）を併せてキャッシュあるいは資金とよんでいる．キャッシュ・フロー計算書に用いられる「現金」は，現金勘定で処理される貨幣，他人振出小切手，郵便為替証書，満期になった公社債投資信託などに加え，当座預金や普通預金が含まれる．また，現金同等物とは，容易に換金可能なリスクの低い短期投資のもの，たとえば，取得した時点で期限が3ヶ月以内の定期預金や国債などが現金と同等の支払能力のある資産となる．

(3) 原価計算と損益分岐点

●**原価管理** 原価とは，商品や製品，用役の製造や販売のために費消された財貨，用役の価値であり，原価管理とは，原価情報に基づく経営活動の管理である．通常は標準原価を用いて特定の作業効率を管理することを意味する．製品の原価は，販売価格から逆算して，組織体としての利益を差し引いた総原価（変動費および固定費）である．総原価は製造原価と営業費（販売費と一般管理費）からなり，製造原価には製造に直接必要な費用と間接に要する費用（間接経費，間接労務費および間接材料費）が，製造直接費には直接経費，直接労務費および直接材料費が含まれる．たとえば，食事（製品）を販売するための原価には献立作成，食材料費，設備費，減価償却費，光熱水料，加工費，販売費，一般管理費，営業費，利益などが含まれる．すなわち，必要な材料を入手し，貯蔵や加工の工程を経て目的とする食事を生産しており，これには，人（Man），設備機械（Machine），材料・部品（Material），加工技術（Method）の4Mの要因が関係している．「人」は，生産活動に従事する作業者やその管理者の給料や賞与などに要する費用であり，人件費あるいは労務費のことである．「設備機械」は，製品を作るために必要な設備や機器類，建物に要する費用およびその減価償却費であり，これらの設備や機器類を稼働させるための電気，ガス，水道なども含まれる．「材料・部品」は，製造に直接使われる原材料や出汁や調味料など間接材料などの費用である．「加工技術」は，製品を作るための方法や手段を選択することによって発生する費用である．また，食事の提供には，食事を調製する行為のほか，喫食者に提供するという行為や食べる場所や雰囲気などの環境要素，いわゆるサービスが含まれる．

●**給食会計と原価管理** 栄養管理（給食）部門における会計は，対象者に食事（製品）を提

供していく上で必要な金銭，用役，物品の出納の記録，計算，保管および管理である．部門として限られた予算のなかでより効果的な食事を提供するため，所要経費を最小にして生産性を高めるとともに部門を合理的に運営していくことが必要である．部門の製品（食事）の原価計算は製品や用役の生産・販売に要した財貨・用役の経済価値を物量および貨幣額をもって測定し，製品別，費目別などに分類・集計する．また，損益発生の分かれ目となる売上高のことを損益分岐点といい，費用（原価），売上（営業量），利益の関係を検討する上で非常に有用である．一定期間の売上高がこの分岐点（額）を超えてはじめて，売上高に比例した利益が発生し，利益額が必要とする経費以上に上回れば収益が上がることから，利益額と経費が等しくなる点，つまり収支ゼロの点を損益分岐点という．

(4) 会計・原価管理の評価

企業・法人などの会計において，利益の計算は非常に重要であり，その基本的な考え方には発生主義と費用収益対応の二つの計算方法がある．発生主義は，「利益＝収益（売上高）－費用」という計算を基礎とし，収益（売上高）と費用を決定すれば，計算上，利益を算出することは難しくない．しかし，この収益（売上高）や費用をいつの時点（注文を受けたとき，商品を発送したとき，代金を受取ったとき）で認識するかによって利益の計算は異なっている．このうち，いつの時点で売上があったとするのか，収益（売上高）がいつ発生したのかという認識は費用についても同じ考え方である．この収益（売上高）と費用を認識する基本的ルールが発生主義であり，取引における価値の純増減を認識することと考えられている．しかし，発生主義による収益（売上高）と費用の認識および測定だけでは，利益は適切に計上できない場合がある．企業や法人などの会計は，個々の企業の原価と販売などの結果による収益（売上高）との差額の計算手段であり，その差額は経営的能率を反映している．この利益は，企業としての最小の費用と効率的な運用などの努力の結果としての収益（売上高）でなければならない．この費用収益対応の原則には，個別対応と期間対応の二つの形態がある．個別対応は，売上と売上原価の対応といったように収益と費用が直接的に対応する場合であり，期間対応は，売上高に対する販売費や一般管理費用のように間接的に対応する場合である．資産の評価に関しては取得原価主義と原価配分の原則がある．取得原価主義とは，資産の評価をその物品の購入時点での価格で行うことである．取得原価は，購入対価と付随費用との合計であり，現行の会計では，取得原価が客観的に検証でき，また，評価益を計上しないことからこの取得原価主義による資産評価が行われている．

■1.3.5 施設・設備管理システム

(1) 生産（調理）施設・設備設計

集団給食施設には，病院，福祉施設，学校，事業所，矯正施設，自衛隊などがあり，その施設を利用している人々は性，年齢，体格，体力，健康度などさまざまな構成である．利用者に対する食事の提供には，これら利用者の特性を十分に把握したうえで施設を設計し，必要な設備を整える必要がある．対象者数やその特長，利用者のニーズに合わせ，施設の目的あるいは目標を十分に満足させる規模を確保するとともに施設の機能や特徴を理解した設備・機器を配置しなければならない．それには6W1Hの活用，つまり誰が（Who），誰に（Whom），どのような食事を（What），いつ（When），どこで（Where），なぜ（Why），どのようにして

(How) 提供するのかを考えなければならない．給食施設は，必要面積の基準がなく，機器具の床占有面積に作業空間や通路を加えた面積が必要であり，規模の大きな施設では機器具の床占有面積の 3～4 倍，その他の施設では 2～2.5 倍程度である．また，給食施設の立地条件は表 1.4 に示すとおりで，設備品や機器具は，それぞれの作業動線が交差しないよう適切な位置に配置できる大きさと構造でなければならない．

表1.4　給食施設の立地条件

① 食材の搬入が容易であること．
② 採光，吸排気など通気がよいこと．
③ 給排水（給蒸排気）が便利なこと．
④ 食堂の位置が利用者にとって便利なこと．
⑤ 同一敷地内の他施設への影響が少ないこと．
⑥ 厨芥物・残食の搬出が容易であること．

給食施設は，その種類により医療法，学校給食法，児童福祉法，老人福祉法，食品衛生法，建築基準法，消防法，労働基準法など多くの法律によって基準が設けられており，施設の新築や改築など構造設備が変更される場合には関係機関への届け出が必要である．

建物の階層別には，上層階や下層階の構造や使用条件によっても設備品や機器の配置が異なり，給排水，電気，ガス，防水設備，吸排気，雑音・機械音，食べ物の臭気，通気（熱気・冷気），採光などの設備配置や能力などにも大きな制約を受ける．平屋，2 階建て，あるいは 5 階建て以上の高層建築かによって，あるいは建物のどの部分に位置するのかによっても設計は異なっている．耐火・耐震・耐水構造のほか，床面は段差をなくした平面構造とし，天井は高くして通気をドライシステムとするが，給食の運用形態，たとえば，クックチル，クックフリーズ，真空調理法により，配膳前あるいは配食前に再加熱を行って提供する新調理システムを導入した場合と従来のクックサーブにより調整する場合，あるいは再加熱から配食にコンビオーブンを利用した冷温蔵配膳車や IH（induction heating）調理器，パネルヒーター，熱風を利用した再加熱カートによる適温給食を行う場合など，調理盛り付けシステム一つでも施設の構造や設備品は異なっている．さらに，食品の購入，下処理，調理加工，盛り付け，配膳・配食までのすべての過程において，徹底した衛生管理が求められていることから，特に作業動線と衛生管理に留意することが必要である．調理加工技術の進歩，衛生管理技術の向上，クックチル，食品の低温（冷蔵や冷凍）輸送あるいは保管などが相互に作用することで，これらを使用した新しい食事提供スタイルが生まれ，併せて施設や設備，機器具の開発が促されることから，利用者のニーズと施設の食事提供の目的を十分に検討し，設計することが必要である．

(2) 施設・設備の稼働と保全活動

集団給食において 1 日の食事回数は異なっていても，利用者が食事をする時間は限られているため，給食の作業は効率的に行わなければならない．特に当日の調理加工，盛り付け，配膳などには，各種の調理機器の使用は避けられない．調理作業などをシステム化するための調理機器導入にあたっては，施設の規模，給食形式，厨房の面積および作業員数などから，必要な種類，大きさ，処理能力の機器を購入する．厨房に設備する機器具の多くはほとんど毎日使用されることから，作業効率や衛生管理，安全管理を高めるためにも，機器具の使用マニュアル

を作成し周知する必要がある．また，施設や設備を常に清潔に保持し，衛生的で安全な作業を行うには，機器具の定期的なメンテナンスが必要であり，その機能を十分に発揮させるよう管理することが大切である．

　購入するにあたっての設備品など要求理由書（要求例）の記載項目を下記に示す．

　①設備名（食器洗浄，消毒システムの更新），②要求金額，③納期，④必要理由，⑤要求設備の説明，⑥現有品の状況，⑦設置場所（栄養管理室，厨房内など），⑧院内共同利用の状況，⑨収入見込み額，⑩施設との関連・設備設置にあたり建物の設置，模様替えの有無．

　④～⑥についての例を以下に述べる．

● **必要理由の例**　病院給食は，患者の病態に応じた栄養管理により疾病治療および治療効果の促進を図ることを目的としている．料理の形態によって，その盛り付け食器の種類も異なり，その数は，1日3食で入院患者数（病床数）のおよそ3～4倍である．また，複数メニューにより使用する食器も多様化し煩雑化しているため，1日の総使用枚数は8,500枚に及んでおり，食器に付着している汚れなどを完全に落とす洗浄能力の高い食器洗浄機を設置し，洗浄後の食器を衛生的に管理，保管するための消毒器を兼ね備えた食器消毒保管庫の設置が不可欠であり，患者給食を適切に，かつ安全に提供するために本システムの設置を要求するものである．

● **要求設備の説明の例**　病院には多種多様な疾患の患者が入院しており，給食用食器は洗浄後，完全に滅菌・消毒されなければならない．本洗浄機はコンベア形式がフライトタイプでその回転速度の調節，噴射ノズルが均一であり，1時間あたり10,000枚の洗浄能力（直径15 cmの丸皿）がある．本食器消毒保管庫を設置することにより，食器籠収納・取り出し位置を固定することができ，コンベアにより籠を所定の位置まで自動的に搬送することにより，作業従事者の危険性を低下させるとともに作業効率の向上を図ることができる．また，食器籠の収容スペースが天井まで拡大することで，多種多様で大量の食器を十分に収納できるとともに消毒保管作業が確実に行える．

● **現有品の状況の例**　食器洗浄機は平成○○年度購入設備の更新，現有機は平成○○年に購入して以来毎日使用しており，特に蒸気や温湯，洗剤などを使用するポンプ部，配管などの腐食が激しく，また，コンベア駆動モーターの消耗も著しい．当該消毒保管庫は耐用年数（8年）も過ぎ，消毒，乾燥機能にさまざまな障害を起こしているため定期的なメンテナンスによって修理などを行っているところであるが，日常業務に著しい影響を与えている．

（3）食事環境の設計と設備

　食堂は，炊事場とは区別して設け，採光および換気が十分であって，掃除に便利な構造で，食堂の面積は1 m²/人以上と定められている（労働安全衛生規則第630条）．このように以前は食べるだけの機能でよかったが，近年，利用者の食べることに関するニーズは多様化し，食事の美味しさだけでなく，食形式，食べる場所や雰囲気など食環境にまで及んでいる．病院や福祉施設においては，食堂が単なる食べる場所から対面サービスによる適温食の提供の場となり，食後のティタイムの場や相互のコミュニケーションの場など憩いの場へと変わってきた．これは利用者のQOLの向上あるいはアメニティ（快適な環境）の確保など，特定給食施設にあっても，一般の飲食店と同様あるいはそれ以上の個人サービスが求められていることを表し

ている.

安全な食事は,細菌汚染や異物混入など衛生的に管理されたものであるが,これに加えて,安心な食事,つまり利用者にとって健康の維持・増進,疾病治療という目的のほか,施設や担当者に対する信頼感,食事に対する信頼感など心情的な要因が不可欠である.学校給食におけるランチルームの設置は学年を超えたコミュニケーションの場となり,事業所における健康志向型の社員食堂についても職員間や食堂従業員とのコミュニケーションが活発化すれば,健康栄養教育などの受け入れも容易となるなど食環境の整備は重要な要因である.このような食べさせる環境から食べてもらえる環境へと変える努力が利用者に好感をもたれ,食べることに満足感をもたらすとともに,給食担当者への評価に結びついていくのである.

1.3.6 情報管理システム

(1) 給食経営における情報システム構築

集団給食施設における栄養管理(給食)部門において,経営と直接的に関わる業務は,利用者に対して食事(栄養)の提供を行い,その代価を受け取ることであるが,それには,食事が美味しくなければならないし,食べる場所や雰囲気など食環境の整備も必要である.利用者が施設で提供される食事に,どのような意義をみいだしているのか,健康の維持・増進であるか,あるいは疾病予防や治療であるのかによっても必要とする情報は異なっている.健康情報の多くは,テレビ,ラジオ,新聞,雑誌あるいはインターネットなどのマスメディアが発信しているが,最も必要とされる情報は,日々喫食している食事から,あるいは食べる場所や食環境であり,それは給食スタッフによってもたらされている.

多くの施設でコンピュータによる栄養業務の運営や管理が行われており,利用者の栄養(食事)摂取状況を的確に把握するとともに,性,年齢,体格および健康度に応じた必要栄養量に基づいて,栄養補給を行うための情報収集は不可欠である.栄養補給,すなわち,献立は立案した段階では計画書であり,利用者の健康度や食材の調達状況,作業体制や作業管理など実施が可能と確認された段階で作業指示書になる.献立に関する情報は,栄養価,食事の調製に必要な食材料の確保,調理・加工,配膳,喫食などに必要な器材あるいはそれらを円滑に運用するための管理費や経費,光熱水料などのほか食材料費,人件費,施設・設備の維持管理費など食事の調製に係る直接的な費用あるいは間接的な費用も含めた情報管理が必要である.また,食料の流通は,生産地から消費地の市場に出荷され,「せり」を経て卸売り価格が決められ,卸業者から小売り業者へと流通し末端価格となることから,当該期間に使用する生鮮食品の価格情報を日々管理できるようシステム化する.献立表が確定された段階で,当該使用日に提供すべき食数を把握し,必要な食材の購入を行うが,食材の購入については,施設の設置主体によって契約方式も異なっているが,最も安価に購入できる方式を用い,また使用量の算出や購入事務に多大の労力を費やさないよう方法を考える.食品の単価情報は,献立表の材料原価の算出や日々使用した食材費の集計表において活用され,翌々月以降の献立の予定価格の作成や食品群別の価格動向の資料としても利用できる.さらに,予算額に対する現在の給食材料費の使用金額の算出や食材料の購入実態,日々の利用者別給食数の動向などを把握することができ,今後の栄養補給計画の資料として活用できる.

栄養給食部門における会計は,部門として限られた予算の中でより効果的な食事を提供する

ため，所要経費を最小にして生産性を高めるとともに部門を合理的に運営することである．製品としての食事は，献立作成の技術料，食材料の購入費用，栄養士や調理師などの労務費，調理の技術料，光熱水料，設備や備品の減価償却費，消耗品，衛生管理費，事務経費など多くの費消科目によってできあがっている．また，同じ食事であっても調理担当者の変更や設備機器の使用状況などによっても費用は異なり，食事（製品）を作るたびに原価が変わることになる．利用者の多種多様な条件を踏まえた詳細な食事の調製，提供を行う場合には，会計処理についてもシステム化する必要がある．

　システム化の第一歩は，栄養管理業務に使用するマスター類の構築であり，そのデータによって日々の業務が成り立っている．たとえば，栄養計算や材料発注に使用する日本食品標準成分表2010は，比較的長期にわたって固定されたデータであり，給食数や食品単価のように頻繁に更新される情報はマスターという概念ではない．例として日本食品標準成分表2010のマスター化は，食品番号，食品名，廃棄率，エネルギー，水分，たんぱく質以下各種栄養素の数値が食品ごとに可食部100gあたりの数値で示されている．各種栄養素の数値の最大値をもって桁数を決める．また，食品群の分類は，食品群別加重平均栄養量表などを参考にする．献立作成や栄養指導時など食品の栄養量を検索する場合には，通常カナ文字が使用されることから，日本語とは別に設定する．栄養管理業務の基礎でもあるマスター管理は非常に重要ではあり，またそれらの情報を十分に活かして使うことが必要である．

(2) 事務管理

　事務は，事業所や官公庁など所属する組織の大小にかかわらず組織化されており，組織の目的と目標に向かって事業を展開していくうえで「人」と「物」を適正に管理統括していくことは不可欠と考えられている．事務管理には，組織全体が行うべきものと，組織内のそれぞれの部門において行うものとに分けられる．事務組織として統轄されている場合には総務部（庶務，会計，施設），業務部（企画，営業，販売）としてそれぞれ別部門として構成されている．また，医療機関においては，医師，看護師，薬剤師など医療職種別の組織が存在し，診療行為に従事していることから，事務は，これら専門分野を除いた診療の受付，案内，料金計算や診療報酬の請求などの事務を担当している．さらに，医療機関の運営，収支決算など総合的に管理する部門として，職員の定数配置や処遇，物品の契約や支払事務などの事務も担当している．

　栄養部門における事務管理は，食事の提供に伴って発生する事務と医療業務としての栄養食事指導に関する事務に大別される．栄養部門が独立している場合には，食材の調達に係る事務，食事の調製に係る事務，患者サービスに係る事務，施設・設備の維持管理に必要な事務，従業員や施設・設備の衛生に係る事務および職員の勤務管理，会計管理などの事務に分類される．これらの事務は，それぞれが単独に存在しているのではなく，互いに関連していることから有機的に機能させることが必要である．事務管理帳票は，部門業務に必要な情報を一つの様式にまとめたもので，現在の状況を把握するとともに将来の計画立案などに有効利用できるものである．給食施設における帳票には，栄養補給量に関する帳票（献立表，栄養出納表（旬間，月間），加重平均栄養量，食品構成表など），食事の調製に関する帳票（食材料の発注書・検収簿，在庫品出庫伝票，食糧現品納入簿（納品伝票），食材料消費日計表，請求書，在庫品

受払簿など）のほか，組織としての運営管理に必要な経費，人件費，光熱水料などや施設・設備の維持管理に必要な直接的・間接的な経費も含めた事務管理が必要である．表1.5に医療機関における通常の栄養部門事務管理業務の概略を示す．

表1.5　医療機関における通常の栄養部門事務管理業務

栄養管理業務	入院患者の疾病治癒に必要な栄養素・量を充足した食事の提供.
給食会計業務	食材料の契約，購入，保管および管理ならびに原価管理.
食数管理業務	病棟別，疾病別食数の把握および発注食数の予測管理.
調理配膳業務	食材料の下処理，調理，加工，盛り付け，配膳および下膳.
栄養教育業務	食事療法の実践に必要な栄養の教育.

最近では，利用者に対する食事サービスやアメニティの向上などQOLについても積極的に関与することが求められており，複数メニューによる食事の提供や食環境の整備なども含めた個別栄養管理が求められている．栄養管理部門の一般的な事務には，特定給食施設など法令で定められている帳票を除いて，事業所などの社内規程，職員の服務規程，委員会規程，運営委員会規程に基づく組織の運営に関わる事務，部門職員の勤務管理に関する事務，栄養部門の収支に関する事務および施設の維持管理，防火防災，備品管理に関する事務などが存在する．

(3) 情報の収集と発信

特定給食施設などにおける栄養管理基準の運用にあたっては，利用者の身体の状況，栄養の状態，生活習慣などを定期的に把握し，これらの情報に基づいて，適切なエネルギー，栄養素の量を満たす食事の提供に努め，品質管理を行うことが求められている．これらを適正に運用するためには栄養管理に必要な情報の収集が必要である．健常人では，性，年齢，身体状況，活動度，栄養状態，地域性，生活環境，社会環境あるいは健康度（疾病や傷病の重傷度）などの情報が最低限必要である．これらの情報から1日に必要な栄養量を算出し，日常摂取している栄養量と比較することで個人の栄養状態を評価することができる．

また，現在では，各施設において利用者に対する栄養管理基準（治療食を含めた食事箋）が作成されているが，本来は，性，年齢，体格あるいは健康度が異なっている個人あるいは集団に対して食事を提供するのであるから，はじめから食品構成表が存在しているわけではない．当該地域あるいは施設には，どのような属性，体格，生活活動度，栄養状態，食事摂取状況あるいは身体状況などさまざまな要因をもった人々が利用しているのかという情報を収集する．すなわち，食事を提供するにあたって利用する人々の全体的な特性の把握を行い，献立計画表を作成する．提供される食事は，利用者にとって3食どのように配分するのか，主菜にはどんな食材や調理法を用いるのか，頻度はどれくらいか，副菜との組合せなど，利用者の情報を十分に把握しなければならない．さらに，使用する食材は，どこで生産され，どのような経路で納品されるのか，農薬の使用は適正か，添加物や保存料は適正量か，などの情報も収集し，納品時に検品するのである．

集団給食とは，特定多数人を対象として継続的に食事を提供することであり，利用者，給食回数，給食形態，調理方式，配膳方法および運営形態によって，得られる情報は異なっている．学校，病院，介護老人保健施設，老人福祉施設，児童福祉施設，社会福祉施設，矯正施設，自衛隊などそれぞれの利用者が必要とする情報は一律ではない．体格・体位の向上や正し

い食育の醸成，治療としての食事療法や健康回復のための食事摂取，日常の生活や労働のための食事あるいは体力の保持や強い肉体管理などに必要な栄養・健康情報の収集と適切な時期における情報提供である．管理栄養士・栄養士は専門的な知識によって獲得した情報をよりわかりやすく解説し，利用者の立場にたった情報として提供しなければならない．給食の目的の一つとして，利用者にとって望ましい食生活の確立，健康的なライフスタイルの確立，個別の栄養必要量の明示，疾病予防のための食事摂取などが挙げられており，日常生活における健康情報の提供も有用である．健康診断（血液や尿検査）のデータや問診などから利用者の喫食状況，生活活動強度，栄養素の体内代謝や消化吸収能力，身体状況などの情報を把握して，食品や料理の栄養的特長，適切な調理法の普及・啓発活動を推進することもできる．そのほか，食品の生産や加工に関する情報や望ましいライフスタイルに関する情報は，成長・発育や健康の維持・増進あるいは疾病の予防，治癒・回復など健康意識を高めることにも役立つものである．

　専門スタッフが収集した個人情報は，多職種協働作業により，同一の視点から検討することが可能であり，情報を交換し，相互に利用することによって，より適切なアドバイスや問題解決策をみつけることができる．また，これらの情報は，専門スタッフが責任をもって適切に管理することで他部門においても利用できる利点もある．これらの情報は関係者であれば，いつでも，どこでも，どの職種でも，誰でもが検索することができ，本来知られたくない情報についてはセキュリティーを設けることが必要である．情報の発生源は，常に自施設内ということではなく，利用者の自宅や居住地域，通勤通学路，公共交通機関などさまざまであり，特定の地域内で発生する健康情報を互いに利用できるシステム（local area network；LAN）も構築されている．LANは，限られた地域や同一の施設内において多種，多様な情報の収集を目的としたコミュニケーションシステムであり，この機能を十分に活用することにより，施設内各所で発生する情報を短時間に把握することができ，また，同時に一定の地域における情報の交換も行うことができる．そのためには，これらの情報が他の専門スタッフにとっても有用な情報となるよう分類・整理しておくことが大切であり，パソコンやアプリケーションソフトの特長を十分に理解して栄養業務に活用することが必要である．

1.3.7　栄養教育システム

(1) 喫食者・対象者への教育

　近年，栄養教育は指導者中心の押し付け教育から，利用者の生活実態に合わせて自主的に改善させるよう変化してきた．必要な栄養素の量や質について，望ましい栄養摂取量を算出して，この量に見合った献立例を示し，日々摂取するよう教育してきたときには，必要栄養量を確保することが絶対の教育であり疑問をはさむこともなかったのである．その前提として食糧難の時代の栄養摂取不足があり，その解消が国家的課題であったという背景が存在していた．結核や胃腸疾患などの感染症が多発した時代には，病気に打ち勝つ体力も乏しく，多くの人々が栄養不良の状態であったことから，日本人の栄養所要量を策定して国民の体位や体力の向上を図ってきたのである．いわゆる不足の栄養素を，いかにして摂取させるかが大きな課題であり，そのための栄養教育，すなわち，十分量のエネルギー，たんぱく質，脂質の確保を目的とした教育が長らく続けられてきた．その結果，慢性的な栄養不足は解消されたが，新たな問題

として生活習慣病が急増してきた．急速な食生活の欧米化と車社会に代表される運動不足が指摘されようになったが，豊かで便利になった今日では，摂取エネルギーが消費エネルギーを上回ってきた．その結果として肥満が増加し，高血圧，脂質異常症，耐糖能異常がともなって心疾患にまで増悪・進展する生活習慣病が発症したのである．これらの生活習慣病の発症予防として，特定健診，特定保健指導が行われている．この指導は，疾病の第一次予防対策としての生活指導であり，食生活の改善，運動習慣の醸成を目的としている．リスクの高い人については医療機関を受診し，必要であれば栄養食事指導や生活指導によって日常の生活習慣の改善を図っていくのである．そのための方法として，生活習慣病とはどのような病気であるのか，罹患しないためにはどのようなことに気をつければいいのか，適正な食習慣や適度の運動など疾病予防に必要な情報をパンフレットやリーフレットなどを用いた情報提供，リスクの高い個人や集団を対象とした講演会やグループワークなどを行う動機付け支援，複数のリスクをもった個人を対象とした積極的支援が行われている．いずれも対象者をとりまいている社会生活環境や，それに伴う食生活，食事習慣の把握など必要な情報の収集は欠かせない．食べることや動くことは，個人の意思によるものであり，リスクのある状態から脱する努力，すなわち日常行動を変えようと考えるのかが大きな要因である．対象となる個人は，プロチャスカの5段階の行動変容プログラムのどの段階に位置しているのか，によって指導教育内容や方法は変える必要があり，多くの日常行動は関連性が高いことから，個人の置かれた背景を十分に理解して教育しなければならない．

(2) 集団教育・個別教育

栄養教育の目的は，対象者や対象集団の生涯にわたる健康を保持・増進する，あるいは疾病を予防するために，日常生活における食べ物の摂取について，摂取状況や食行動が望ましい形になるように変容させ，QOLの向上につなげることである．そのためには個人や集団の栄養状態，食生活状況，家庭や社会などの生活環境のうち，「食べること」の実態やそれに関わっている因子を把握し，その中から個人が抱えている問題点を見つけ，個人のできる範囲で達成可能な目標を設定し栄養教育を行うのである．

表1.6 栄養教育の目標

① 健康・栄養や広義の食に関する正しい知識を習得し，理解を深める．
② 興味・関心を高め，意欲を喚起して，行動変容のための動機づけを行う．
③ 個々の問題点を認識し，実際の行動を起こさせるよう働きかける．
④ 好ましい食態度を形成し，食スキルを習得して実践に導く．
⑤ 望ましい保健習慣への行動変容と，その維持・習慣化を図る．
⑥ 氾濫する栄養・食生活情報を適正に評価し，自らの栄養・食生活の改善に役立てることのできる能力を養う．

人々の健康志向は非常に高く，健康食品や食品の機能性に関心を示し，食品に薬と同じ役割を期待している．しかし，食品の機能には薬のような即効性はなく，日々適正量を摂取するという地道な努力を続けていかなければならない．また，食事は日常的に誰もが摂取していることもあり，対象者にとって必要な栄養素や必要量に関する情報は理解しにくく，日常の食生活を混乱させることになる．栄養教育について一般の認識はかなり低く，また食べることは個人のプライバシーの最たるもので，人に知られたくないことである．一度栄養教育を受講すれ

ば，ほとんどの人が適正な食事ができる，あるいはできて当然だと考えられている．それは取りも直さず食事というものが人々の生活や環境，長年の習慣により成り立っている，という基本的状況が把握されていないからである．

　栄養教育を行うにあたっては，このような人々のライフワークや生活状況を把握してはじめて適切な処方が行えるのである．たとえば，対象者に前日食べた食事内容について質問しても，何を食べたか覚えていなかったり，食事記録をみても，特定の食品だけを使った偏った内容であったり，何度か個人指導を行った対象者であっても大きな行動変容はみられないと思っていなければならない．本来，栄養教育の基本は，1日3食の食事を変えるということではなく，日々の食生活を見直すことで長期の食習慣を変えていくという食事意識の改革である．対象者が個人であれ，集団であれ，対象者の性，年齢，職業，経験年数，知識度や理解度などによって教育内容や教育方法を考えなくてはならない．また，相互の意思疎通を円滑に行えるよう雰囲気づくりも大切である．対象者との対話にある程度の時間をかけ，教育内容を十分に理解させるとともに，健康の維持・増進に意欲を持たせることが必要である．

(3) 栄養教諭制度

　栄養教諭は，児童生徒の栄養の指導および管理を司るとされ，職務内容は，食に関する指導と学校における給食管理とに分けられている．食に関する指導は，給食時間，教科指導や学級活動，総合的な学習の時間など学校のさまざまな教育活動の中で行われており，栄養教諭や学校栄養職員のほか，学級担任や教科担任も担っている．対象となる児童生徒は成長発育期にあり，健康な心身を育むため，また将来の食習慣の基礎を培う大切な時期であり，それぞれの発達段階に合わせた指導を計画的・継続的に行う必要がある．食に関する知識を自らの望ましい食習慣の形成に結びつけられるよう育成するのである．表1.7に食に関する指導の目標を示す．

表1.7　食に関する指導の目標

① 食事の重要性，食事の喜び，楽しさを理解する．
② 心身の成長や健康の保持増進の上で望ましい栄養や食事のとり方を理解し，自ら管理していく能力を身につける．
③ 正しい知識・情報に基づいて，食物の品質および安全性などについて自ら判断できる能力を身に付ける．
④ 食物を大事にし，食物の生産などにかかわる人々への感謝する心をもつ．
⑤ 食事のマナーや食事を通じた人間関係形成能力を身に付ける．
⑥ 各地域の産物，食文化や食に関わる歴史などを理解し，尊重する心をもつ．

　小・中学校においては，①偏食や肥満，食物アレルギーなどの児童生徒に対する個別的な指導・助言，②教科・特別活動などにおける食の指導，③学内外を通じ食に関する教育のコーディネートなどを行うことである．小学校の低学年では，紙芝居やペープサートなどの媒体を活用し，楽しみながら学習できるように考える．また，高学年や中学生では，表やグラフなど視覚的に理解できる資料や実物の野菜や魚などを活用する．担任と事前に打合せを行い，食物アレルギーをもつ児童生徒などクラスの実態を把握し，プライバシーに配慮した指導内容とする．児童生徒の発達段階に応じて，興味や関心を促し，指導内容の理解を助けるよう工夫を行うなど，給食指導は，教育の一環として「特別活動」の中の「学級活動」に位置付けられている．その内容は，おもに給食の準備や後片付け，食事のマナーや手洗いなどの衛生管理，献立

や食材についての基礎的な知識などである．最近では，ランチルームを備えた学校も増え，学年差を超えて楽しく会食でき，喫食率の向上やマナー教育に役立っている．個別指導については，欠食，偏食，肥満，やせや無理なダイエット，食物アレルギーなどのほか，部活動でスポーツをする児童生徒が対象である．児童生徒の発育測定や生活調査などの結果，児童生徒・保護者へのアンケート，普段の生活のようすなどから児童生徒の個々の実態を把握し，養護教諭，学級担任などの関係職員や学校医と連携し，計画的に指導を行う．また，対象児童生徒の保護者への助言など，家庭への支援も併せて行う．

1.3.8 栄養管理システム

（1）栄養・食事管理の概要

特定給食施設の栄養管理基準では，
「利用者の身体の状況，栄養状態，生活習慣などを定期的に把握し，これらに基づき，適当な熱量および栄養素の量を満たす食事の提供に努め，品質管理（提供する食事の量と質について計画を立て，その計画どおりに調理および提供が行われたか評価を行い，その評価に基づき，食事の品質を改善することをいう）を行うよう務めること．（以下略）」
としている．このことは，利用者に提供した食事が，個人の必要なエネルギー量や各種栄養素の量や質を満たしているのかを検証する必要があり，その食事の品質管理を含めた総合的な管理が求められる．対象となっている集団や個人の性，年齢，身体状況，活動度，栄養状態，地域性，生活環境，社会環境あるいは健康度（疾病や傷病の重傷度）などの情報を必要度に応じて収集することが必要である．栄養（食事）管理システムは，法令の定めるところにより，所要の帳票で管理運営されている．栄養管理の目的は，対象者の健康度に応じた適切な栄養を補

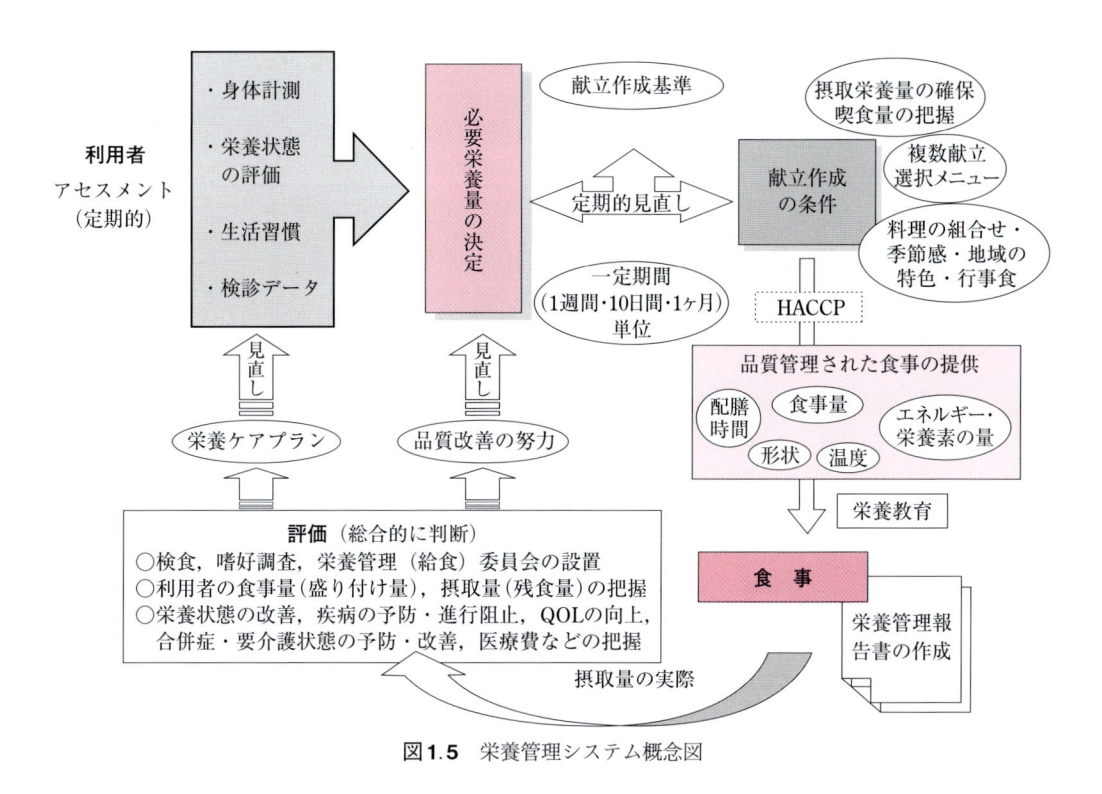

図1.5　栄養管理システム概念図

給し，健康の維持・増進，疾病の予防や病状の回復を図ることにあることは周知のとおりである．その目的を果たすため，利用者に対して適正な栄養量や質の食事の提供を計画し，実行するとともに，日常生活において実践できるよう指導・教育するのである．

社会生活が安定した現在，食糧の需給は質・量ともに十分に満たすことのできる内容となっているが，その豊富な食糧の氾濫が個人の食生活を多様化・細分化させたのである．いわゆる集団に対する画一的な栄養管理から個人の特質を重視した個別栄養管理へと急激に変化してきたのである．食事は，安全に，快適に，かつ美味しく提供することが，向後の食習慣を育むことから，これを適正に管理することは重要である．利用者の栄養管理を的確に行うには，各種栄養素の体内代謝動態を把握し，食事摂取量との関係を調べるとともに，食習慣，食品の選択やその使用頻度，献立計画，調理方法など幅広い情報の把握が必要である．栄養管理システムの概念は図1.5のとおりであり，利用者に対する栄養（食事）管理とは，対象者の特長を把握し，具体的な栄養ケアプランとして献立を計画し，食材の購入，下処理，調理加工，盛り付け，配膳，喫食，残食の確認などであり，適切な栄養補給計画のもとに給食されなければならない．

(2) 栄養・食事計画

最近は，IT機器を利用した栄養事務が普及し，献立の作成から材料発注，食数管理，各種報告書の作成に至るまでの総合的な管理が行われている．しかし，IT機器は鉛筆や罫紙のように事務処理のための一つの道具にすぎないが，栄養事務管理の合理化にとって欠くことのできないものである．

給食の目的は，表1.8に示すとおりであり，利用者に対する栄養補給計画は，これらの目的を達成するために立案されるものである．また，利用者の食事摂取頻度（1日1〜3食，あるいは夜食などを含む4食）によっても栄養補給計画は異なるが，いずれの時間であっても，所定の条件を持たした食事を提供しなければならない．

表1.8 集団給食の目的

① 健康の維持・増進，疾病（傷病）予防および悪化の防止．
② 体力の維持・向上による良好な健康状態の確保と疾病治療の促進．
③ 健康状態の低下や疾病の合併症などの予防．
④ 正しい食事（栄養）摂取量や方法の啓発．
⑤ 過食，拒食，偏食の是正など正しい食習慣の醸成．

献立（食事）計画を立案するための必要エネルギー量の算出は，表1.9に示すとおりに行い，たんぱく質，脂質，炭水化物の3大栄養素の量は，必要エネルギー量に対するPFC比によって算出する．たんぱく質は日本人の食事摂取基準2010年版に基づいて算出することもで

表1.9 必要エネルギー量の算出

① 利用者の性・年齢に合致した基礎代謝基準値を選ぶ（日本人の食事摂取基準2010年版）．
② 標準体重（身長m×身長m×22）を算出する．
③ 活動強度を選択する．
④ 基礎代謝基準値（kcal）に標準体重（kg）を乗じて基礎代謝量（kcal/日）を算出する．
⑤ 基礎代謝量（kcal/日）に活動指数を乗じて必要エネルギー量（kcal/日）を算出する．

きるが，一般的にはP：F：C＝15％：25％：60％という比率で算出されている．

特定給食施設においては，利用者個々に算出して得られた数値を性，年齢，活動強度あるいは疾病別に分けて平均値を算出し，それぞれの集団における必要栄養量としている．また，性，年齢，体格あるいは健康度が異なっている個人あるいは集団に対して食事を提供するのであるから，はじめから食品構成表が存在しているわけではない．当該施設において設定した栄養（食事）計画を実施した後に，提供された食事は，朝，昼，夕食にどのように配分されていたのか，昼，夕食の主菜にはどんな食材を用いていたのか，その調理法は適切であったか，どの程度の頻度で提供されていたのか，副菜はどのような料理と組み合わされていたのか，利用者の嗜好に合致していたか，これらの情報を十分に咀嚼した上で献立を検討し，向後の計画の資料とする．

(3) 給食の生産（調理）管理

一般に製造会社では，必要な材料や部品を入手し，貯蔵や加工の工程を経て目的とする製品（商品）を生産している．この生産要因には，表1.10に示すとおり，人（Man），設備機械（Machine），材料・部品（Material），加工技術（Method）の4つがある．

表1.10　生産に必要な4つの因子

① 人（Man）	生産活動に従事する作業者やその管理者の給料や賞与などに要する費用であり，人件費あるいは労務費のことである．
② 設備機械（Machine）	製品を作るために必要な設備や機器類，建物に要する費用およびその減価償却費であり，また，これらの設備や機器類を稼働させるための電気，ガス，水道なども含まれる．
③ 材料・部品（Material）	製造に直接使われる原材料や出汁や調味料など間接材料などの費用である．
④ 加工技術（Method）	製品を作るための方法や手段を選択することによって発生する費用である．たとえば，繊キャベツを包丁で切るのか，スライサーで切るのか，どちらが有効か，対象者のニーズに応えられるか，を天秤にかけることも必要であり，それによって費用は異なるのである．

また，生産活動は，一般に①計画，②投入，③製造加工，④産出，⑤制御・管理の5段階に分けられており，それぞれの作業を効率的に進めることが生産性を高めることになる（表1.11）．

表1.11　集団給食施設における生産活動（食事提供までの過程）

① 実施献立表	どの食事を，何時（朝，昼，夕食の時間）までに，いくつ（給食数）作るのかを決定する．
② 資材の確保	食材，作業員，作業指示書など食事調製に必要な資材を投入する．
③ 調理加工	設備機器具を使用して調理・加工・盛り付けを行う．
④ 食事の完成	利用者のニーズに合致した食事の完成．
⑤ 検食・配食	利用者のニーズに合致した食事であるか検品し，配食する．

このように生産管理は，製品の品質（Quality），原価（Cost），納期（Delivery）を満たすために行われることで，集団給食施設においては，利用者のニーズに応じた適切な食事（製品）を，予定された金額（材料原価）で調製し，毎日の食事時間（納期）に提供（販売）することである．

(4) 給食の品質保証と標準化

生産現場における品質管理（quality control）は，「品質保証行為の一部をなすもので，部品やシステムが定められた要求を満たしていることを，前もって確認するための行為」（JIS）と定義されている．一般的な品質管理の体系と品質の定義は，表1.12および表1.13のとおりである．

表1.12 品質管理の体系

① 消費者や社会の要求する品質を十分に把握する．
② 要求に適合する品質の製品を経済的に作り出して市場に出す．
③ 消費者や社会の満足を得るために，企業活動の全部門が品質の改善と維持を効率的に行う．

表1.13 品質の定義

① 企画品質	企画品質とは，商品企画段階で決まる品質で，消費者の要求している品質を定義し，製品コンセプトに盛り込む品質のことである．
② 設計品質 （quality of design）	設計段階において規定された目標とする品質で，製品の商品価値（売価），工程能力（技術的な能力），原価なども含めて決めたものである．
③ 製造品質 （quality objectives）	実際に製造されたものの品質で，適合品質（quality of conformance）ともいわれ，設計品質と多少異なり，実際には能率の影響で製造品質が変動する．これが品質標準となり，作業標準どおりに行えば作れる品質である．
④ 使用品質 （fitness for use, usage quality）	消費者に製品が渡って，実際に消費者がその商品を使用したときの品質で，一般的には製造品質と使用品質は一致しない．検査部門が検査の判定の基準として使用する品質が，検査標準である．

集団給食施設における食事の品質管理は，献立，商品としての料理および食事摂取にともなうサービスが対象とされる．献立は，品質の設計であり，食材や調理加工などの作業や方法が利用者のニーズに合致していることが前提である．その献立の意図を調理作業員が明確に理解し，設計図にしたがって正確に調製したもので，それぞれの料理は味，外観だけでなく，安全に食べられるものでなければならない．また，食事の品質保証は，必要栄養量が確保されていること，食事が安心・安全なこと，美味しく食べられることなどの条件を十分に満たしていることであり，献立の標準化あるいは作業の標準化など，積極的な運営によって総合的な品質管理を進めていく必要がある．

(5) 給食の品質評価と改善

一般に，品質保証管理には，製造工程の終末に検査工程を設け，不良品を流出させなくする，あるいは消費者に届いていない製品を回収し，検査する「流出対策」と機械設備の整備不良による加工精度の悪化，部品や材料の精度・純度，作業のバラツキによる不良品の発生を防ぐ「源流対策」の二つの視点から管理する方法がある．給食施設においては，いわゆる「食事や料理を検食すること」と「盛り付け後に献立表と確認すること」である．

流出対策は，①職員の教育であり，QC工程表や作業標準が整備されていることが前提である．②情報管理あるいは現物を視認することである．毎月の不良状況を調べ，分析して計数化を行うとともに，その不良の状況や状態が，関係するすべての作業員にわかる状態にすることが重要であり，工程能力図，チェックシート，不良品サラシ台などを用いる．③品質ポカの防

止やヒヤリハット防止対策を講じることである．給食における品質保証の多くは，この流出対策であり，QC工程表や標準作業表を整備し，職員を教育することや実際に起こった食事でのトラブル例を示すとともにこれらの発生防止の対策を考えさせることが必要である．

源流対策は，製品の企画や開発段階において，将来の危険性を予知し，問題が発生する前に問題を解決する方法である．消費者の要求する品質を機能に置き換え，表1.14に示す魅力的品質を織り込むことが有効である．

また，源流対策では，消費者が製品を使用するとき，標準的な力が働くだけではなく，力にバラツキがあるため，安全率を見積る必要があり，この考え方はHACCPの考え方と同じである．

表1.14 品質の消費者の満足度や購買意欲に与える影響度

① 当たり前品質 （must-be quality） 後向き品質 （backward quality）	当たり前品質とは，あって当たり前と受け止められている特性，つまり，「不満足がない」という状態の品質である．すべて整っていることが当然であり，少しでも欠けていると欠陥と考えられる品質である．一般的に，信頼性や耐久性が該当している．
② 一元的品質 （one-dimensional quality）	一元的品質とは，自らのニーズがうまく満たされれば，満たされるほど満足感を感じ，逆に満たされないとがっかりする品質である．
③ 魅力的品質 （attractive quality） 前向き品質 （forward quality）	利用者をよい意味で驚かせる品質で，やってもらえるとは思っていなかったニーズ，誰もが期待していなかったニーズを満たすことである．期待されていなかったので，なくても意識されないので負の効果はなく，あれば正の効果をもっており，強化すればするほどその効果は比例的に増大すると考えられる品質である．

1.4 管理栄養士・栄養士の役割

1.4.1 特定給食施設の業務

健康増進法（平成14年8月2日法律第103号）および健康増進法施行規則（平成15年4月30日厚生労働省令第86号）に定められた「特定給食施設」の栄養管理基準は，「利用者の身体の状況，栄養状態，生活習慣などを定期的に把握し，これらに基づき，適当な熱量および栄養素の量を満たす食事の提供に努め，品質管理（提供する食事の量と質について計画を立て，その計画どおりに調理および提供が行われたか評価を行い，その評価に基づき，食事の品質を改善することをいう．）を行うよう務めること，…（以下略）」である．このことは，管理栄養士が行う業務が，栄養ケアと栄養マネジメントであることを明確に示すとともに，利用者の健康の保持あるいは増進にとって必要な栄養管理の方法を示している．すなわち，利用者にとって適切な食事を提供するために必要とされるさまざまな情報を十分量収集することによって栄養管理を行うことである．

したがって，管理栄養士・栄養士の役割は，対象となっている集団や個人の性，年齢，身体状況，活動度，栄養状態，地域性，生活環境，社会環境あるいは健康度（疾病や傷病の重傷度）などによって必要な栄養補給法，栄養補給量を決定するとともに適切な栄養教育を行い，また，多職種協働による栄養ケアを行うことである．これが栄養ケアプランニングである．利

用者が1日あたり必要とする栄養量は，特定給食施設や健康度によって異なっているが，健常人では，基礎代謝量と生活活動度から必要栄養量を算出する．また，傷病者に対しては，栄養状態，食事摂取状況あるいは身体状況を勘案し，傷病の重症度に応じた栄養量を算出する．多くの特定給食施設にあっては，施設の特長あるいは利用者の特性などにより，あらかじめ必要な栄養素やその量が設定されている場合が多く，その中から，利用者（健常人，傷病者，成長発育期，成人，高齢者など）の健康度に応じて選択し，1日に必要な栄養量としている．このようにして個別に決定された栄養補給量に基づいて，一定期間の献立計画が作成され，日々調理・加工されて利用者に提供されている．

■1.4.2 「人」を対象としたマネジメント

　給食施設には学校，病院，介護老人保健施設，老人福祉施設，児童福祉施設，社会福祉施設，矯正施設，自衛隊などがあり，それぞれ利用者，給食回数，給食形態，調理方式，配膳方法や運営形態など目的が異なっている．これらの施設はそれぞれに特長がある．学校においては体格・体位の向上や正しい食育の醸成であり，病院や福祉施設では治療としての食事療法や健康回復のための食事摂取であり，事業所では日常の生活や労働のための食事あるいは体力の保持であり，自衛隊では体力強健な肉体管理である．いずれの施設においても，利用者に必要な栄養補給量を充足した食事を提供するだけでなく，利用者にとっての食事サービスの充実やアメニティの拡大など，QOLの向上に積極的に関与することが求められている．給食は，利用者にとって望ましい食生活の確立，健康的なライフスタイルの確立，疾病予防のための食事摂取など健康生活を提供しており，単にお腹を満たせばよいというものではない．特定給食施設における食事の提供は，利用者が長期間にわたって摂取すればするほど，その栄養状態に反映することになり，健康度を評価することができる．また，健康診断（血液や尿検査）のデータや問診などから利用者の栄養状態を評価し，喫食状況，生活活動強度，栄養素の体内代謝や消化吸収能力，身体状況を把握することによって食生活の改善を行うとともに，食品や料理の栄養的特長，適切な調理法の開発など食事に関する啓発活動も管理栄養士・栄養士の重要な職務である．

　いわゆる，栄養スクリーニング→栄養アセスメント→栄養ケアプラン→実施・チェック→モニタリング→フィードバックという「栄養ケア・マネジメント」の構造は，まさに人に対するマネジメントである．食事を提供することは，それがどれくらい摂取されたかという確認を必要とし，これは疾病の治癒・回復あるいは健康の指標として非常に大切である．利用者は常に体調がよいというわけではなく，うれしいとき，悲しいとき，疲れたときなど食欲に及ぼす影響は様々である．喫食量は，食欲の多少，嗜好，栄養状態などに左右されるものであり，喫食の状況や喫食後の残食量の把握などについても大切である．

■1.4.3 食をとおした健康増進および栄養改善

　飽食の時代といわれる現代は，多種多様な食品が氾濫しており，どのような食品をどれだけ食べればよいか，また，いつ食べればよいか，食事の摂り方が混乱している．これは現在の食環境が社会の多様化に合わせて簡便化・個別化し，さらに高級化してきたことと無関係ではない．給食は，利用者にとって望ましい食生活の確立，健康的なライフスタイルの確立，個別の栄養必要量の明示，疾病予防のための食事摂取情報などを現物で提供している．また，健康診

断（血液や尿検査）のデータや問診などから利用者の栄養状態を評価し，このテータと喫食状況，生活活動強度，身体状況を把握して食生活の改善点を探っている．そのほか，食品や料理の摂取頻度，適切な調理法の教授など食事に関する啓発活動を行うほか，食材の地産地消あるいは望ましいライフスタイル情報についても提供する．このように給食に関する情報の提供は，成長・発育，健康の維持・増進あるいは疾病の予防，治癒・回復など非常に幅広く，健康意識を高めるという目的を果たすことに役立つものである．

　栄養教育の効果を高めていくためには，「食べること」について大いに興味をもち，健康でありたい，あるいは傷病の進展を防ぎたいという強い自覚や意識をもたせることが必要である．また，適切な栄養教育を行うためには，利用者の身体的情報や価値観・考え方を理解することが必要であり，日常摂取している食事内容や食品の選択，調理法，料理の頻度や分量などに関心をもたせることである．食べるということをどのように理解しているかによって，健康を維持するための食事や疾病治療のための食事に関する教育が可能となるのである．食品や栄養素に対する教育だけではなく，その人が現在にいたるまで，どのような食事や食品を選択し，どのように調理して食べるようになったかという食習慣に関する情報が栄養改善には必要である．

　利用者に対する栄養教育にあたって使用される媒体は，健康増進に役立つ食品や調理法，病態や病状のコントロールに関する食事量および食事コントロールの指標とするものなど多くを必要とする．さらに，利用者は，性，年齢，生活環境，社会的地位，人生経験，知的学力，理解力，疾病の罹患歴，家族歴などが異なっているうえに経済的な問題もあり，画一的な教材の使用や教育方法では効果を上げることは難しい．

　健康増進および栄養改善のための栄養教育は，食との関わりの深い利用者の生活している場，すなわち，個人が参加・活動している職場，学校，家庭，地域，サークルなど，一つの集団あるいは組織に属して行動（活動）している状況を適切に把握し，食に関わる旧来の風俗，習慣，慣習，道徳あるいは規範などを徐々に改善するよう栄養教育を行っていく必要がある．

2 各 論

2.1 安全管理システム

　1996年全国の学校給食施設では，O-157による食中毒事件が多発した．同年7月に起きた大阪府堺市の事件では被害者が数千人に及んだ．事件後給食が再開されたのは4ヶ月後の11月であったが給食を辞退する児童が多数いた．給食は一度食中毒事件を起こした場合，人々の健康の改善・維持・向上を担うものから健康危害要因に一変し，社会的信頼を喪失するとともに給食の継続が困難となる．

　堺市の食中毒事件では異なるメニューを提供した学校でも同じ症状の患者が発生したことから，原材料に問題があったのではないかといわれた．給食が要因となる事故発生を未然に防ぐためには，"食材料管理において安全な原材料を仕入れ，衛生的に保管管理すること"が重要である．また，堺市の事故発生は，全国でのO-157による食中毒事故の多発を受け，国が対策として生ものを使わない加熱調理メニューに変更するよう求めていたが，4回洗浄を徹底しているためと変更を実施していなかったことにも由来していた．食中毒を未然に防止するためには仕入れ後の調理作業工程において菌をつけない，殺す，増やさないといった食中毒予防3大原則に基づく"調理作業工程における衛生管理"が重要となる．

　いったんこのような事故が発生すると，被害者や提供した施設に甚大な悪影響を及ぼし取り返しのつかない事態になってしまうため，当然ながら，防ぐことが可能なものは予防することが第一である．それでも食中毒や感染症，災害などの事故が発生した場合には，被害を最小限にとどめるための事前・事後の対策・対応が重要となる．1996年10月に発生した宗像市の学校給食食中毒事件では，教育委員会の事後の対応について，①異常通報を受けながら調査を怠る，②保健所の通告があっても給食続行などといった対応が問題視された．食中毒症状の人がいるとの通報を受けながら翌日も給食を提供したことは，万が一調理員や施設に原因があった場合さらに被害が拡大した可能性がある．これらの問題は"危機管理対策"を十分にしておくことにより事故の予防・軽減が可能となる．

　安全管理システムでは，特定多数の人々の健康の改善維持向上を目的とする給食を継続して提供するという給食管理の目標を達成するため，①安全な食材料を入手保管するための食材料管理および②調理作業工程における衛生管理，③危機管理対策が重要であることから，おのおのの詳細な管理事項について以下に示す．

2.1.1 食材料管理
(1) 食材料管理のための情報収集と目標設定，計画（P）

　近年，食材料は多種多様な食品が市場に出回り，輸入食品，加工食品，冷凍食品，遺伝子組み換え食品など食の安全に関する問題も国際的に複雑化してきている．1996年にBSE（牛海綿状脳症）の発生があり，牛肉の安全性が国際的に問題となった．2007年には輸入食品である中国産冷凍ギョーザから殺虫剤成分が検出され健康障害がでたという事件があった．給食に安全な食材を使用するためには，①食品の安全がどのような法律・規則により保障され流通しているのかを理解しておく必要がある．食材料の購入計画を立てる際は，食材費が給食原価に占める割合は大きいことから食材コスト削減も経営上大切なことであるが，安全な食事を提供するためには安全な食材料を入手することが重要であり，次の点に注意する必要がある．前記の食中毒事件を起こした堺市の給食では，食材料は複数の業者が倉庫に持ち寄り，配送業者が各学校に毎朝，トラックで巡回して配る手段をとっていた．このため食材料を購入する場合，購入の規模が大きくなるほど，食材料が食中毒菌に汚染されていた場合の被害が大きくなる．したがって，安全面を重視した，②購入方法の選択および発注は，確実な品質管理が実施できる規模で行う必要がある．また，食品は業者を介して調理施設に配送されることから，③衛生管理が徹底されている業者と契約することが重要である．

　また，流通段階での食品劣化に伴う事故発生を防止するため，調理場への食品の入り口である検収室での④検収により外部からの菌や異物の持ち込みを防ぐ必要がある．仕入れ後の食材料は調理に使用するまでの間，⑤適切な保管場所と温度で管理することにより品質の劣化や害虫の混入などを防ぐ必要がある．

　したがって，安全な食材料を入手保管するため食材料管理では以下の点に留意する．
① 食品の安全保障の仕組みと流通の理解．
② 確実な品質管理ができる食材の購入方法の選択および発注．
③ 衛生管理が徹底された業者の選定・契約．
④ 外部から調理施設への菌や異物の侵入を防ぐための納品検収．
⑤ 食材の劣化および害虫の進入を防ぐ保管管理．

(2) 食材料管理のための実行（D）
a．食品の安全保障の仕組みと流通

● **食品の安全保障の仕組み**

　食品安全基本法　政府は，BSE問題を発端として食品の安全・安心を確保するため，2003年「食品安全基本法」を成立させた．この法律は食品の安全性の確保のためリスク分析という概念を導入した．食品の安全性におけるリスクとは，食品を食べることによって食品中の危害要因が健康に悪影響を及ぼす確率とその程度をいい，リスク分析とはその悪影響の発生を防止またはリスクを最小限にするための科学的手法である．リスク分析は図2.1に示すようにリスク評価，リスク管理，リスクコミュニケーションから構成される．

　トレーサビリティシステム　BSE問題や2007年事故米食用転売事件などを受け，農林水産省は「牛トレーサビリティ法」，「米トレーサビリティ法」を作成した．トレーサビリティとは追跡可能性と訳され，食品の原料から製造・加工，流通・保管，販売までの過程を一貫して記

```
┌─────────────────────────────┐  ┌─────────────────────────────────────────┐
│        リスク評価            │  │              リスク管理                  │
│                              │  │                                          │
│     食品安全委員会           │  │   厚生労働省        │  農林水産省       │
│                              │  │                     │                   │
│ ・食品健康影響評価の実施     │  │ 食品の衛生に関する  │ 農産・畜産・水産に│
│ ・リスク管理を行う行政機関   │  │ リスク管理          │ 関するリスク管理  │
│   への勧告                   │  │  ・検疫所           │  ・地方農政局     │
│ ・リスク管理の実施状況の     │  │  ・地方厚生局       │  ・消費技術センター│
│   モニタリング               │  │  ・地方自治体       │   など            │
│ ・内外の危害情報の一元的な   │  │  ・保健所           │                   │
│   収集・整理                 │  │   など              │                   │
│ ・リスクコミュニケーション   │  │                     │                   │
│   全体の総合的マネージメント │  │                     │ ［農薬取締法，飼料 │
│   の実施                     │  │ ［食品衛生法など］  │  安全法など］     │
│  など                        │  │                     │                   │
│ ［食品安全基本法］           │  │                     │                   │
└─────────────────────────────┘  └─────────────────────────────────────────┘
              ↕                                    ↕
        ┌──────────────────────────────────────────────────┐
        │         リスクコミュニケーション                  │
        │  ・食品の安全性に関する情報の公開                 │
        │  ・消費者などの関係者が意見を表明する機会の確保   │
        └──────────────────────────────────────────────────┘
```

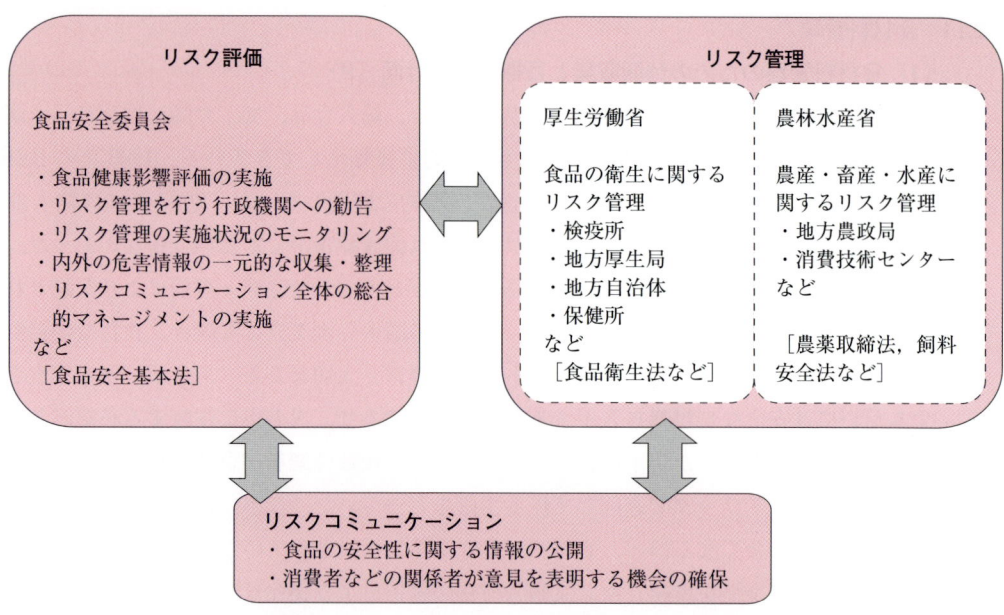

図 2.1 食の安全への新たな取組み（リスク分析）

録し，事故があったときに，どこに問題があったのかを迅速に特定し，対処するためのシステムである．給食現場では検収時の納品伝票および検収記録簿に品目，入荷日，入荷元の情報を明確に記載し保存しておくことが重要である．

● **食品の安全流通**

　輸入食品　輸入食品には日本の食品衛生法が適用され，全国の検疫所で食品衛生監視員が監視を行い，安全性を欠いた食品の流通を阻止している．1999～2003年の輸入食品監視統計では輸入届出件数の約10％について検査を行った内0.1％が食品衛生法違反として積み戻し，廃棄措置がとられた．違反内容は日本で使用が認められていない食品添加物の使用や農薬の残留基準違反などがある．

　遺伝子組み換え食品　遺伝子組み換え食品の安全性は，厚生労働省が食品安全委員会に依頼し，安全性評価基準に基づいて審査されている．安全性審査を受けない遺伝子組み換え食品やこれを原材料にした食品は輸入や販売などが法的に禁止され流通しない．

　b．**業者の選定・契約**

● **業者の選定**　上記のように安全保障の仕組みによって安全に流通している食品は業者によって給食調理施設に納品される．よって安全な食材料を入手するためには業者の選定において下記のような点に留意する．

① 食品の流通経路，店舗および従業員への衛生管理が行き届いていること．
② 食材料の保管設備が整い，配送能力（保冷設備，配送時間が短い）が優れていること．
③ 品質のよい食材を指定日時に確実に納入できること．

● **業者との契約**　業者との契約は，品質のよいものを食材の価格などの変動に合わせ経済的に仕入れるために表2.1のような方法を参考にする．

表 2.1 業者との契約方法

契約方式	契約方法	価格などの変動	食品
随意契約方式	業者を指定しないで，任意に契約し購入する．	価格，品質・品揃えが変動しやすい．	生鮮食品（魚介類・野菜類）
相見積による単価契約方式	納入条件（品目・数量）を示し，複数業者に一定期間の見積書を提出させ業者を選択し契約する．	一定期間価格変動が少ない．	青果物・カット野菜類・鮮魚類・卵類など
指名競争入札方式	複数業者に納入条件（品目・数量）を示し，指定日時・場所で公開入札することにより適切な業者と契約する．	価格変動が少なく，毎日一定量使用．	貯蔵食品（米など），冷凍食品

c．購入方法および発注

●**食材の購入方法**　食材料の購入にあたっては，下記のような方法がある．

① 直送購入方式：生産地から直接購入する方法．
② 単独購入方式：卸売業者や小売業者より施設ごとに購入する方法．
③ 共同一括購入方式：給食センターや給食会社などでまとめて大量購入する方法．
④ カミサリー方式：食品の保管・配送を行う流通センターから各施設に配送する方法．

　共同一括購入やカミサリー方式といった大量購入になるほど安価に食材料が購入できるというメリットがあるが，万が一食中毒事故が発生し原材料が原因であった場合の被害は大規模になるというデメリットもある．また，一度に取り扱う食材料も多くなることから，配送中の温度管理などによる品質劣化に注意しなければならない．施設規模が大きく大量購入となる場合は前項で示した業者の選定を慎重に行う必要がある．

●**発注**　食品の発注は，生鮮食品の発注と貯蔵食品（在庫食品）の発注に分けられる．

　生鮮食品の発注　生鮮食品の発注では，品質劣化が早いため1回で使い切る量を調理当日に仕入れることが重要である．納品日に消費する総使用量を予定献立から以下のように算出し，食数の増減と検査用保存食分を加味した量を業者の指定する日までに発注する．

　　発注量の算出方法：総使用量＝1人あたり純使用量×100÷(100－廃棄率)×予定食数

　食品ごとの発注換算（倉出し）係数を下式により求めて表にしておくと発注量算出が能率的に行うことができる．廃棄率は給食施設ごとの実測の廃棄率を用いるとより過不足の少ない発注ができる．

　　　　発注換算（倉出し）係数＝100÷(100－廃棄率)

　貯蔵食品の発注　米，乾物，調味料など貯蔵食品の発注は，保存可能な期間が長いためまとめて発注を行うが，安全な食品を提供するため過剰な在庫を抱え品質が劣化したものや賞味期限切れの食品を使用するといった事態にならないように注意する．在庫の上限，下限，発注点（注文する時点の在庫量）を決めておくとよい．

●**発注方法**　発注は，発注伝票に使用日，納品日，食品名，規格，数量，納入月日，価格，備考を記載し，納品時に発注どおりの納品か確認するため手元に発注伝票の複写を残す．

　発注方法は，発注伝票の手渡し，電話，ファクシミリ，電子メール，店頭発注による5つの方法がある．発注方法の選択では，必要な食材料を使用日に確実に納品してもらうことが重要であるため，確実に発注内容が業者に伝わる手段を選択する．

d．納品・検収

納品・検収では，納入品が発注したとおりであるか納品伝票と控えの発注伝票と照合し，計量によって納品量を確認するとともに，外部からの菌などの進入や異物の混入などを防止するため，以下の点に留意する．

① 調理従事者らが必ず立合い，検収場で品質，鮮度，品温（納入業者が運搬の際，適切な温度管理を行っていたか温度計で測定する（表2.2））また異物の混入などについても点検を行い，その結果を検収記録簿（図2.2）に記録する．異常品は返品または使用禁止とする．検収での品質，鮮度の見分けについては表2.3に示す．

② 納入業者には定期的に実施する微生物および理化学検査の結果を提出させる．その結果に

表 2.2　食品の保管条件

保管設備	保存温度	食品名
倉庫または冷蔵庫	15℃	種実類，チーズ
	10℃前後	生鮮果実，野菜類
冷蔵庫	10℃以下	牛乳，固形油脂，食肉，食肉製品，殻付卵，魚肉ソーセージ，魚肉ハムおよび特殊包装かまぼこ，バター，クリーム
	8℃以下	液卵
	5℃以下	豆腐，鮮魚介
冷凍庫	−15℃以下	冷凍魚肉ねり製品，冷凍食肉製品，凍結卵，冷凍食肉，冷凍食品

［文部科学省：「学校給食用食品の原材料製品等の保存基準」による］

図 2.2　検収記録簿［大量調理衛生管理マニュアル］

表 2.3　外観による食品原料の鮮度判定の目安

	良好	不良
野菜類	・つやがあり，水々しい．	・葉がしおれ，弾力性がない．
鮮魚類	・うろこがしっかりつき，光沢がある． ・眼球が突出し，血の浸出や混濁がない． ・肉質に透明感がある．	・眼球が陥落し，混濁または脱離している． ・腹部が崩れ，軟弱となる． ・肉質が白濁している．
卵	・殻の表面はザラザラで光沢はない． ・振って音がしない．	・振って音がする． ・電灯の光に透かして明るくみえない．
大豆製品	・外観，臭気，味が正常．	・表面に粘液が生じている．

ついては，保健所に相談するなどして，原材料として不適と判断した場合には，納入業者の変更など適切な措置を講じる．検査結果については1年間保管する．

③ 食中毒発生時の原因究明・被害拡大防止に必要な情報として品名，仕入元の名称および所在地，生産者（製造または加工者を含む）名称および所在地，ロットが確認可能な情報（年月日表示またはロット番号）ならびに仕入れ年月日を検収記録簿に記録し，1年間保管する．

e．食材料の保管管理

① 原材料は相互汚染を防ぐため，隔壁などでほかの場所から区分された専用の保管場所に保管設備を設け，食肉類，魚介類，野菜類など，食材の分類ごとに区分して保管する．この場合，専用の衛生的なふた付き容器に入れ替えるなどにより，原材料の包装（ダンボール，配送用のかごなど）の汚染を保管設備に持ち込まないようにする．

② 保管温度は，細菌などの繁殖による品質劣化などを防ぐため，表2.2に示す温度で保管する．その際，保管設備の故障などによる原材料の劣化を防ぐため，保管庫や冷凍庫，冷蔵庫の温度を記録簿（図2.3）に記録する．

③ 賞味・消費期限切れのものを提供といった事故防止のため，古い日付のものを手前に新しいものは奥に保管といった“先入れ先出し”の原則を徹底し保管管理する．

④ 原材料は食中毒事故発生時の原因追求のための検査用保存食として，各材料ごとに50gずつ清潔な容器に密封して入れ，－20℃以下で2週間以上保存する．

冷凍庫温度記録簿

※基準：冷凍庫－18℃以下，保存食－20℃以下

　　年　　月分

		日にち	1	2	3	4	5	6	7	8	9	10	11	12	13	14	15	16	17	18	19	20	21
冷凍庫（℃）	始業前	6：30 担当者（サイン/印）																					
	昼食提供後	12：00 担当者（サイン/印）																					
	終業前	19：00 担当者（サイン/印）																					

図 2.3　冷凍庫の温度記録簿（例）

（3）食材料管理のためのチェック・評価項目および改善事項（C・A）

a．購入方法および発注

（C）：予算内の食材費で実施できたかを確認するため，食材料費を下記のように算出し，学校，病院，事業所ごとで決められた予算額と比較する．

（A）：予定額より実施後の食材料費が上回った場合は，特に使用頻度の高い食品の価格変動を確認し，献立に使用する量や頻度などを検討する．

食材料費＝(期首在庫金額＋期間支払い金額)－期末在庫金額

期首在庫金額：調査期間直前までの在庫食材の金額（調査期間は調査内容に合わせて週，

月，年ごとなどさまざまである）

期末在庫金額：調査期間終了時の在庫食材の金額（次の期間の期首在庫金額に相当する）

b．納品・検収

（C）：業者との契約後の納品・検収において，納品された食材について安全性や品物の良否などについては「検収記録簿（図2.2）」，「原料の取扱い等点検表（図2.4）」によってチェックを行い不適がないか確認する．業者の検便の提出状況についても月に一度確認する．

（A）：商品の品温が不適切な場合や食材が不良である場合は，その場で返品し注意を促す．注意を促しても改善されない場合は業者の選定について再度検討する．

原材料の取扱い等点検表	平成　年　月　日	
	責任者	衛生管理者

① 原材料の取扱い（毎日点検）

	点検項目	点検結果
1	原材料の納入に際しては調理従事者らが立ち会いましたか．	○
	検収場で原材料の品質，鮮度，品温，異物の混入などについての点検を行いましたか．	○
2	原材料の納入に際し，生鮮食品については，1回で使い切れる量を調理当日に仕入れましたか．	○
3	原材料は分類ごとに区分して，原材料専用の保管場に保管設備を設け，適切な温度で保管されていますか．	○
	原材料の搬入時の時刻および温度の記録がされていますか．	○
4	原材料の包装の汚染を保管設備に持ち込まないようにしていますか．	× ←不適あり
	保管設備内での原材料の相互汚染が防がれていますか．	○
5	原材料を配送用包装のまま非汚染作業区に持ち込んでいませんか．	○

② 原材料の取り扱い（月1回点検）

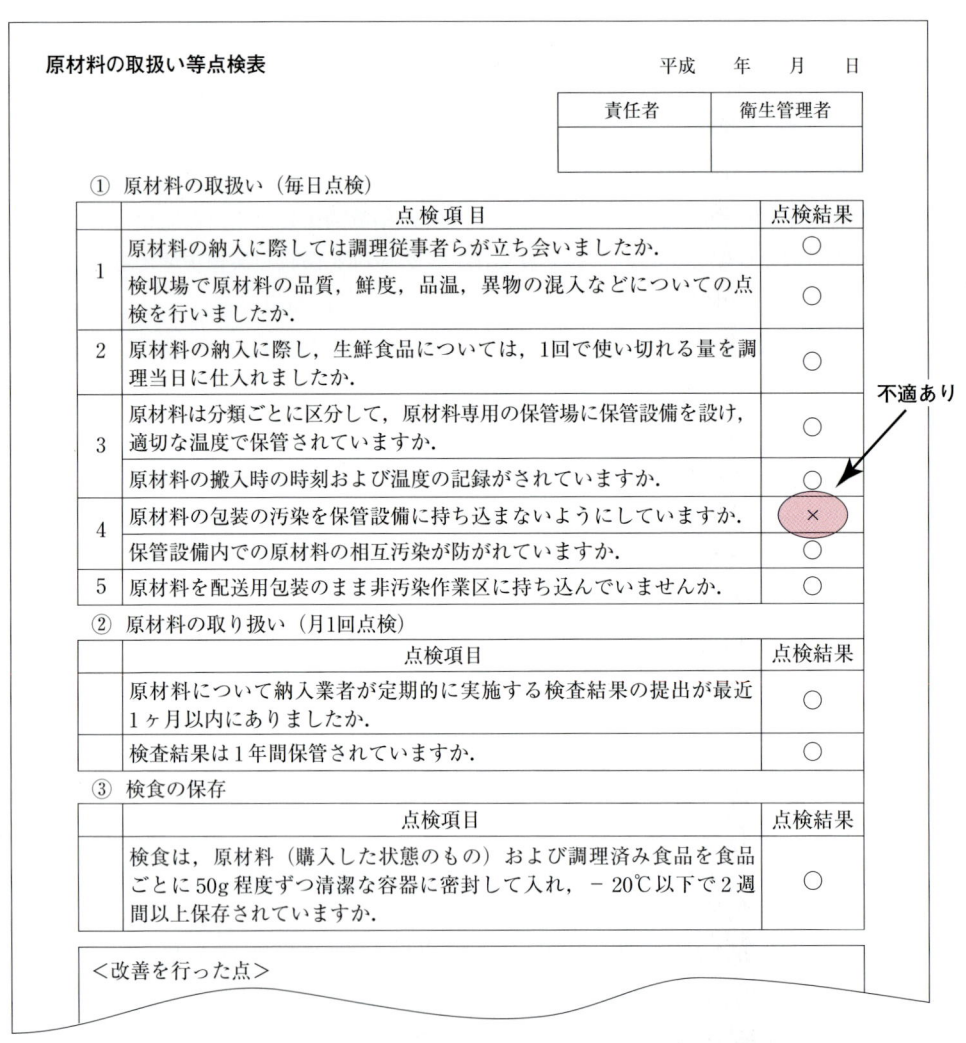

点検項目	点検結果
原材料について納入業者が定期的に実施する検査結果の提出が最近1ヶ月以内にありましたか．	○
検査結果は1年間保管されていますか．	○

③ 検食の保存

点検項目	点検結果
検食は，原材料（購入した状態のもの）および調理済み食品を食品ごとに50g程度ずつ清潔な容器に密封して入れ，−20℃以下で2週間以上保存されていますか．	○

＜改善を行った点＞

図 2.4　原材料の取扱い等点検表［大量調理衛生管理マニュアル］（例）

c．食材料の保管管理

●温度管理

（C）：「冷凍庫温度記録簿（図2.3）」などを用いて保管場所（保管庫，冷凍，冷蔵庫など）の温度が異常な数値を示していないか確認する．

（A）：異常な数値を示していた場合は，即座に保管中の食品の品温などを確認し，品質の劣化が進んでいないか確認し対応を検討するとともにただちに冷蔵・冷凍設備の修理などを実施する．

● 保管方法

（C）：「原材料の取扱い等点検表（図2.4）」にて不適な項目はないかチェックを行う．

（A）：不適があった場合は，対処すべきことがらについて図2.5のような改善措置報告書（図2.5）などを作成する．原材料の相互汚染を防ぐための保管の方法に不備があった場合は，再度衛生教育を実施し改善する．

改善措置報告書

（報告日　20××．××．××）

1. 不適・クレーム内容		
受付者名		発生日　20××．××．××

検収を行った調理従事者のBさんが食材を保管する際，ダンボールに包装された冷凍食品をそのまま冷凍庫に保管してしまった．

2. 原因および問題点

［原因］Bさんはダンボールから移し変える容器が不足していたため，ダンボールにいれたまま冷凍庫に保管してしまった．
［問題］業者が持ち込んだダンボールは害虫の卵がついていることも考えられるため，ダンボールを調理施設に持ち込むことは害虫の進入を許してしまうことになる．

3. 改善措置

Bさんに再度衛生教育を実施するとともに，検収後の食材を移しかえる容器が不足していたことも一つの要因であることから，ただちに容器を購入し不足しないように対応した．

4. 効果の確認：改善実施後2週間から3ヶ月の間に実施すること

確認者名		確認日　20××．××．××

不適となって1ヶ月が経過したが以来原材料の包装を持ち込むことは一切されていない．検収時に移し変える容器の不足もない．

図 2.5　保管方法についての改善措置報告書（例）

2.1.2　安全・衛生管理

（1）安全・衛生管理のための情報収集と目標設定，計画（P）

厚生労働省は，前記の1996年全国で多発した学校給食における食中毒事故を防止するため，1997年米国の衛生管理手法であるHACCP（危害分析重点管理法）の概念に基づき「大量調理施設衛生管理マニュアル」を作成した．HACCPは起きる可能性のある危害または危害原因物質を特定し，リスト化し，危害の発生を防止する措置を明らかにする方法であり，作業工程における危害リストおよび防止措置は表2.4のようになる．したがって，危害の発生を防止

表2.4 給食管理における危害リスト

作業工程	危 害	危害発生要因	防止措置など
検 収 (原材料)	・食中毒菌による汚染 ・食中毒菌の増殖	・生産者の取扱不良 ・原材料の腐敗 ・流通保管時の温度管理不良	・仕入先のチェック ・流通保管時の温度管理 ・受入検査の徹底
下処理 (洗浄・切菜)	・食中毒菌による汚染 ・食中毒菌の増殖	・長時間放置 ・作業環境の不備 ・器具の衛生管理不良 ・従事者の取扱不良	・作業時間の管理 ・施設・設備の衛生管理 ・器具の衛生管理 ・作業マニュアルの遵守
調理加工 (焼成)	・食中毒菌の生存	・焼成前の品温不良 ・加熱温度不足 ・加熱時間不足	・焼成前の品温確認 ・加熱温度・時間の管理
盛り付け	・食中毒菌による汚染	・作業環境の不備 ・器具の衛生管理不良 ・従事者の取扱不良	・施設・設備の衛生管理 ・器具の衛生管理 ・作業マニュアルの遵守
保 管	・食中毒菌による汚染 ・食中毒菌の増殖	・長時間放置 ・保管環境の不備	・保管時間・温度の管理 ・施設・設備の衛生管理 ・保管器具・容器の衛生
配 送	・食中毒菌による汚染 ・食中毒菌の増殖	・配送環境の不備	・配送器具・容器の衛生管理

[参考資料：藤原政嘉ら：新・実践給食経営管理論，みらい，2008，p.97 一部改変]

するためには，①衛生的な施設設備器具を整えた上で，②清潔な調理従事者が，調理作業工程において，③マニュアルを遵守した食品の衛生的な取扱いを実施することが重要となる．

また，施設設備器具，人，食品の衛生管理はすべて調理従事者の行動に起因するものであり，表2.4に示すように作業員の取扱不良などが危害発生要因となることもあることから，事故防止のためには，④調理従事者への衛生教育が重要である．厚生労働省食中毒統計資料（図2.6）によると1998年以降は，腸炎ビブリオやサルモネラ属菌，病原大腸菌が原因の事件は減少しているが，ノロウイルスに関する食中毒事件が増加している．2008（平成20）年に大量

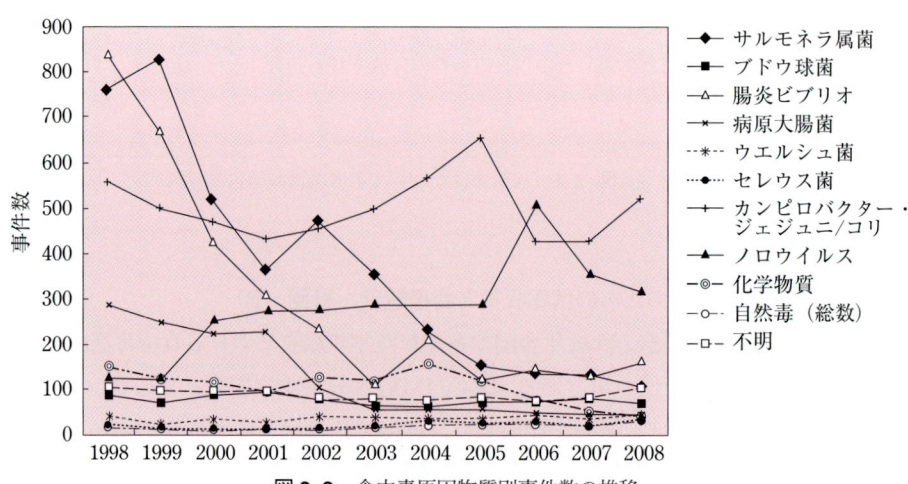

図2.6 食中毒原因物質別事件数の推移
[参考資料：厚生労働省ホームページ　食中毒統計資料]

調理衛生管理マニュアルが改正され，ノロウイルスに関する対策が追加されたことから，給食施設における調理従事者への衛生教育ではノロウイルスに関する指導強化が必要である．また，給食施設での事故では，上記のような生物的なものだけでなく物理的な危害要因である毛髪やプラスチック片の混入といった異物混入のクレームも多いことから，安全な食事を提供するためには，⑤異物混入対策も重要である．

　以上のことから，給食施設では事故を防止するため厚生労働省の大量調理衛生管理マニュアルを参考に施設の状況に即したマニュアルを作成し，遵守した後評価を行い，不適がある場合には直ちにマニュアルの見直しや衛生教育の実施などを行う必要がある．

　事故を未然に防ぎ継続して安全な給食を実施するためには下記の点に留意する．
① 施設設備および器具の衛生管理　　④ 調理従事者の衛生教育
② 調理従事者自身の衛生管理　　　　⑤ 異物混入対策
③ 食品の衛生的な取扱い

(2) 安全・衛生管理のための実行（D）

　厚生労働省は，集団給食施設などにおける食中毒を予防することを目的とし，HACCPの概念に基づいた大量調理衛生管理マニュアル（最終改正：2008年6月）を作成した．このマニュアルは同一メニューを1回300食以上または1日750食以上を提供する調理施設に適用するとしているが，これ以下の施設においても積極的に取り入れ，各施設にあったマニュアルを作成し，安全な食事を継続的に提供するといった給食の目的を達成すべきである．「大量調理衛生管理マニュアル」を参考にする．

a．施設設備および器具の衛生管理
① 汚染作業区域と非汚染作業区域を区別する（菌をつけない）．
② 施設に部外者を入れたり，不必要な物品を持ち込まない（菌を持ち込まない）．
③ 生の野菜類，肉，魚介類および調理済み食品を扱うシンク，器具を区別する（菌をつけない）．
　・下処理用：魚介類用，食肉類用，野菜類用
　・調理用：加熱調理済み食品用，生食野菜用，生食魚介類用
④ 調理機械，器具を洗浄・殺菌により清潔に保持する（菌を殺す，つけない）．
　・洗浄・殺菌は使用開始前，使用中，使用後に「洗浄・殺菌マニュアル」に従い行う．
　・洗浄・殺菌後の調理器具，食器，ふきんなどは，使用するまで清潔に保管する．

ノロウイルス対策：85℃1分以上の加熱および次亜塩素酸ナトリウムの使用が有効

⑤ 調理室および調理設備を清掃する（菌をつけない）．
　・清掃は作業終了後に毎回行う．排水溝は水を流しながらデッキブラシでこする．
　・食器戸棚，冷蔵庫および冷凍庫の扉やノブ，冷蔵庫内は毎日清掃・消毒をする．
⑥ 冷蔵，保管庫の温度を適切に管理する（菌を増やさない）．
　・食品庫，冷蔵庫，調理済み食品の保管設備の温度を記録し管理する．
⑦ 水による食品および使用器具への汚染を防ぐため，飲用適の水を用いる（菌をつけない）．
　・始業前および調理作業終了後に使用水の遊離残留塩素濃度が0.1 mg/Lであることを確認する．

b．調理従事者自身の衛生管理

① 安全な食事を提供するため，調理従事者の健康を確認する（菌を持ち込まない）．
  ・健康診断：年1回以上の健康診断を定期的に実施する．
  ・検便：月1回以上（O-157検査を含む），10～3月にはノロウイルスの検査を追加．
  ・下痢や発熱などの症状がある場合，手指に化膿創がある場合も調理作業に従事しない．
② 清潔な身支度をする（菌を持ち込まない．異物混入の防止）．
  ・爪を短く切り，清潔な白衣と髪の毛を出さないよう帽子を着用する．
  ・アクセサリー，時計，ヘアピンなど装飾品を付けない．
③ 手指を清潔に保つ（菌をつけない）．

手洗いは，厨房入室時，作業開始前，検収室および下処理室から調理室に移動したとき，生の魚肉類，鶏卵，生の野菜類に触れた後，調理・盛り付け・配膳前，調理以外の作業終了後に行う．「手洗いマニュアル」はノロウイルス対策のため2008年6月に改正された．

● **手洗いマニュアル**「大量調理衛生管理マニュアル」平成20年6月改正
  (1) 水で手をぬらし石鹸をつける．
  (2) 指，腕を洗う．特に，指の間，指先をよく洗う（30秒程度）．
  (3) せっけんをよく洗い流す（20秒程度）．
  (4) 使い捨てペーパータオルなどでふく（タオルなどの共用はしないこと）．
  (5) 消毒用のアルコールをかけて手指によくすりこむ．
     (1)から(3)までの手順は2回以上実施する（改正で追加）．

c．食品の衛生的な取扱い

① 原材料の野菜類，肉，魚介類および調理済み食品の取扱いを区別する（菌をつけない）．
② 原材料を洗浄する（菌を除く）．
③ 食品を加熱または消毒する（菌を殺す）．
  ・加熱調理食品は，食品の中心部が75℃（ノロウイルス対策としては85℃）になってから1分以上加熱し，温度と加熱開始・終了時間を記録する．
  ・非加熱食品は，必要に応じて次亜塩素酸ナトリウム（200mg/L溶液，5分間）で殺菌を行った後，十分な流水ですすぎ洗いを行う．
④ 原材料および調理後の食品の温度・時間を管理する（菌を増やさない）．
  食品の保管温度はすみやかに細菌の発育至適温度帯（約20～50℃）外にする．
  ・加熱後の食品の冷却は30分以内に20℃付近まで急速に冷却する．
  ・調理後供食までは，冷菜は10℃以下，温菜は65℃以上で保管する．
  ・調理後の食品は，調理終了後から2時間以内に喫食する．
⑤ 調理済み食品はふたつき容器に保管する（二次汚染防止）．
⑥ 原材料および調理済み食品を保存食として確保する（事故の被害拡大・再発防止）．
  ・50g程度ずつ−20℃以下で2週間以上保存する．
  ・原材料は，洗浄・消毒は行わず購入した状態，調理済み食品は，盛り付け時に採取し保存する．

d．調理従事者への衛生教育

衛生教育では，事故防止のため常に危機管理意識をもたせることが重要となる．そこで，全従事者に対して以下のような衛生教育を繰り返し行う．

- 衛生知識：食中毒および伝染病予防の知識を徹底して教育する．
- 衛生的業務の実施：衛生管理マニュアルに基づき施設で作成した衛生管理チェックリストについて毎日の点検を実行する．
- 衛生検査：定期的に手指や機器，食器の細菌検査，残留物テストを実施し，衛生意識を高める．

e．異物混入対策

2008年に(社)日本給食サービス協会が97社の給食会社に行った異物混入に関する調査では，毛髪の混入が最も多く，次いで虫，ビニール・プラスチック類があげられていた．異物混入対策4原則は，人や食品（加工食品内部）に付着するものや虫などの"異物を持ち込まない"，施設内で虫やカビおよび調理設備器具の劣化による"異物を発生させない"，施設内の食品に"異物を混入させない"対策をとる，混入した異物を作業中の目視により"探知して除去する"である．

● 対策例

毛髪：調理室に入室する前によくブラッシングをした後，帽子を毛髪がでないように着用する．服についた毛髪をローラーで取り除いた後入室する．

虫：食材料納入時のダンボールなど虫の住処になるものを厨房に持ち込まない．下処理での野菜の洗浄を徹底し目視による異物の除去も怠らない．ごみ容器はふたつきのものにし毎日洗浄する．厨房のドアや窓を開放しない．専門業者による駆除を実施する．

ビニール，プラスチック片：下処理で食品の包装を開ける際は包丁を使わずハサミを使用する．ラップよりもできるだけふたつき容器を使用する．調理器具や容器などにヒビなど破損の可能性がみられるものは使用せず処分する．

(3) 安全・衛生管理のためのチェック・評価項目（C）

大量調理衛生管理マニュアル（厚生労働省）に基づき，衛生管理点検表を作成し，毎日あるいは定期的（週，月，年）に点検作業を行う．

a．施設設備および器具の衛生管理

① 保存（冷蔵冷凍庫）・保管庫の衛生状況および温度管理：調理施設の点検表（図2.7），冷蔵冷凍庫，食品保管庫の温度記録
② 施設・設備の清掃，消毒状況：調理施設の点検表
③ 水質検査：調理器具など，および使用水の点検表
④ 給食従事者用の手指消毒設備：調理施設の点検表

b．調理従事者の衛生管理

① 定期健康診断，検便の実施状況
② 給食従事者の健康状態および服装，手洗い・消毒状況：従業員等の衛生管理点検表（図2.8）

```
調理施設の点検表

                                    平成　年　月　日
                                    ┌─────┬─────────┐
                                    │責任者│衛生管理者│
                                    ├─────┼─────────┤
                                    │     │         │
                                    └─────┴─────────┘
```

1. 毎日点検

	点 検 項 目	点検結果
1	施設へのねずみやこん虫の侵入を防止するための設備に不備はありませんか.	
2	施設の清掃は，すべての食品が調理場内から完全に搬出された後，適切に実施されましたか．（床面，内壁のうち床面から1m以内の部分）	
3	施設に部外者が入ったり，調理作業に不必要な物品が置かれていたりしませんか.	
4	施設は十分な換気が行われ，高温多湿が避けられていますか.	
5	手洗い設備の石けん，爪ブラシ，ペーパータオル，殺菌液は適切ですか.	

2. 1カ月ごとの点検

1	巡回点検の結果，ねずみやこん虫の発生はありませんか.	
2	ねずみやこん虫の駆除は半年以内に実施され，その記録が1年以上保存されていますか.	
3	汚染作業区域と非汚染作業区域が明確に区別されていますか.	
4	各作業区域の入り口手前に手洗い設備，履き物の消毒設備（履き物の交換が困難な場合に限る）が設置されていますか.	
5	シンクは用途別に相互汚染しないように設置されていますか。加熱調理用食材，非加熱調理用食材，器具の洗浄などを行うシンクは別に設置されていますか.	
6	シンク等の排水口は排水が飛散しない構造になっていますか.	
7	すべての移動性の器具，容器などを衛生的に保管するための設備が設けられていますか.	
8	便所には，専用の手洗い設備，専用の履き物が備えられていますか.	
9	施設の清掃は，すべての食品が調理場内から完全に搬出された後，適切に実施されましたか．（天井，内壁のうち床面から1m以上の部分）	

3. 3カ月ごとの点検

1	施設は隔壁などにより，不潔な場所から完全に区別されていますか.	
2	施設の床面は排水が容易に行える構造になっていますか.	
3	便所，休憩室および更衣室は，隔壁により食品を取り扱う場所と区分されていますか.	

〈改善を行った点〉

図2.7　調理施設の点検表［大量調理衛生管理マニュアル］

c. 食品の衛生的な取扱い

① 調理過程の衛生状況および温度管理：調理などにおける点検表，食品の加熱・加工の記録簿
② 盛り付けから提供までの衛生状況および時間・温度管理：調理などにおける点検表，食品保管時の記録簿，配送先記録
③ 検食および保存食の実施状況：原材料の取扱い等点検表，検食簿

従事者等の衛生管理点検表									

平成　年　月　日

責任者	衛生管理者

氏　名	体調	化膿創	服装	帽子	毛髪	履物	爪	指輪等	手洗い
A夫	○	○	○	○	○	○	○	○	○
B子	○	○	○	○	○	○	○	○	○
C子	○	○	○	○	○	○	○	○	×

	点検項目	点検結果
1	健康診断，糞便検査の結果に異常はありませんか．	○
2	下痢，発熱などの症状はありませんか．	○
3	手指や顔面に化膿創がありませんか．	○
4	着用する外衣，帽子は毎日専用で清潔なものに交換されていますか．	○
5	毛髪が帽子から出ていませんか．	○
6	作業場専用の履物を使っていますか．	○
7	爪は短く切っていますか．	○
8	指輪やマニキュアをしていませんか．	○
9	手洗いを適切な時期に適切な方法で行っていますか．	× ←不適あり
10	下処理から調理場への移動の際には外衣，履き物の交換（履き物の交換が困難な場合には，履物の消毒）が行われていますか．	○
11	便所には，調理作業時に着用する外衣，帽子，履き物のまま入らないようにしていますか．	○
12	調理，点検に従事しない者が，やむを得ず，調理施設に立ち入る場合には，専用の清潔な帽子，外衣および履き物を着用させましたか．	立ち入った者 / 点検結果

図 2.8 従事者等の衛生管理点検表［大量調理衛生管理マニュアル］

d．調理従事者への衛生教育

① 前項 a，b，c に関する衛生管理チェックリストの実施状況

② 食器洗浄度確認のための残留物（でんぷん，脂質，たんぱく質テスト）の検査

③ 簡易検出法による細菌検査（腸炎ビブリオ，大腸菌，ブドウ球菌など）の実施状況（手指，食品，料理，食器，調理器具などに使用可能）

e．安全・衛生管理のために必要な改善事項（A）

① 施設設備および器具の衛生管理

② 調理従事者自身の衛生管理

③ 食品の衛生的な取扱い

④ 調理従事者の衛生教育

　上記の①〜④の項目の点検評価において不適があった場合は，衛生管理者は，評価の結果を運営管理責任者に報告するとともに，調理従事者にも周知徹底し，対処すべきことがらについ

```
                            改善措置報告書
報告日：   ××××.××.××
┌─────────────────────────────────────────────────┐
│ 1. 不適・クレーム内容                              │
├──────────┬───────────┬────────┬──────────────────┤
│ 受付者名  │           │ 発生日  │ ○ . ○ . ○      │
├──────────┴───────────┴────────┴──────────────────┤
│ パートのC子さんが下処理室から調理室へ移動した際，手洗いを実施しなかった． │
├─────────────────────────────────────────────────┤
│ 2. 原因およびそのプロセス                          │
├─────────────────────────────────────────────────┤
│〔原因〕C子さんは，入社して1週間目で入社時に衛生教育を受けたが，まだ意識が不足しており，作業をあわてており移動した際手洗いを実施しなかった．│
│〔問題〕下処理室では，野菜の切菜を実施しており，手を洗わず調理室へ移動した場合，清潔区域である調理室へ菌を持ち込むことになり，調理済み食品や器具へ菌をつけてしまい食中毒の発生事故を招く危険がある．│
├─────────────────────────────────────────────────┤
│ 3. 改善措置                                       │
├─────────────────────────────────────────────────┤
│ C子さんへの衛生教育を再度行い手洗いのタイミングを指導する．入社間もないC子さんがあわてて作業する必要がないような作業工程表を作成する．│
├─────────────────────────────────────────────────┤
│ 4. 効果の確認：改善実施後2週間から3ヶ月の間に，実施すること．│
├──────────┬───────────┬────────┬──────────────────┤
│ 確認者名  │           │ 確認日  │                  │
├──────────┴───────────┴────────┴──────────────────┤
│〔確認内容〕今日で2週間経過したが，C子さんは適切なタイミングで手洗いを実施できている．│
└─────────────────────────────────────────────────┘
```

図 2.9 改善措置報告書（手洗いの項目が不適であった場合の例）

```
                            改善措置報告書
報告日：   ××××.××.××
┌─────────────────────────────────────────────────┐
│ 1. 不適・クレーム内容                              │
├──────────┬───────────┬────────┬──────────────────┤
│ 受付者名  │           │ 発生日  │ ○ . ○ . ○      │
├──────────┴───────────┴────────┴──────────────────┤
│ 病棟から201号の○○さんの昼食の野菜炒めにプラスチックの破片が入っていたとクレームがあった．│
├─────────────────────────────────────────────────┤
│ 2. 原因および問題点                                │
├─────────────────────────────────────────────────┤
│〔原因〕厨房でプラスチックを用いた容器を探したところ，下処理した野菜を入れる容器がかけていたことから，プラスチック容器の破片が混入したことが原因であったことがわかった．│
│〔問題点〕下処理時に野菜を入れる際，容器のヒビに気がつかず野菜をいれてしまった．野菜炒めを作成した人も気づかず野菜を投入した後も破片に気がつかなかった．│
├─────────────────────────────────────────────────┤
│ 3. 改善措置                                       │
├─────────────────────────────────────────────────┤
│ 毎日洗浄時などに器具や容器にヒビなど破損の可能性がみられたものは，使用せず直ちに責任者に申し出て廃棄処分する．新規に購入する場合はステンレス素材など，破損しにくい容器に変える．│
├─────────────────────────────────────────────────┤
│ 4. 効果の確認：改善実施後2週間から3ヶ月の間に，実施すること．│
├──────────┬───────────┬────────┬──────────────────┤
│ 確認者名  │           │ 確認日  │                  │
├──────────┴───────────┴────────┴──────────────────┤
│〔確認内容〕クレーム発生から1ヶ月が経過したが，以後プラスチック片の異物混入はおきていない．│
└─────────────────────────────────────────────────┘
```

図 2.10 改善措置報告書（異物混入があった場合の例）

て改善措置報告書などを作成し，マニュアルの見直しや再度衛生教育を実施するなどの対応を行い改善する．②の図2.8の従事者等の衛生管理点検表において手洗いの項目が不適であった場合の改善措置報告書の例を図2.9に示す．

f．異物混入対策

万が一異物混入があった場合は，喫食者よりクレームが発生し病棟から栄養課，学校から調理場へ連絡がある．その場合，ただちに責任者が現場に行き，謝罪とともに異物を確認し現場で原因を追究し，再発防止のための改善措置を講じる．改善例を図2.10に示す．

2.1.3 危機管理

(1) 危機管理のための情報収集と目標設定、計画（P）

危機管理とは"不測の出来事がひき起こす危機や破局に対処する政策・体制"と広辞苑（第五版）に説明されている．給食経営管理業務において"不測の出来事"とは通常の業務ができなくなるような災害が起こることである（表2.5）．また，"危機や破局に対処する政策・体制"とは，災害時の危機に対処する（狭義の危機管理）だけでなく，災害が起こる前に考えうるリスク（危険）を分析し，対応策をあらかじめ練り，危機を予防・抑制すること，災害後の事後報告や反省を通して起きた危機を次に活かすことを含めたリスクマネジメント（広義の危機管理）を意味する（図2.11）．

すなわち危機管理とは，給食の現場において通常の給食経営管理業務ができなくなるような危機発生時に図2.11の①から③を踏まえて，対象者に安心・安全な給食を提供できるよう，各種危機における危険を予防・最小限に抑える管理運営方法を計画し，実行できるよう準備しておくことである．

ここでは，表2.5の災害の内，火災を例に取り上げ，PDCAサイクルに対応させた考え方を学ぶ．

表2.5 災害の例

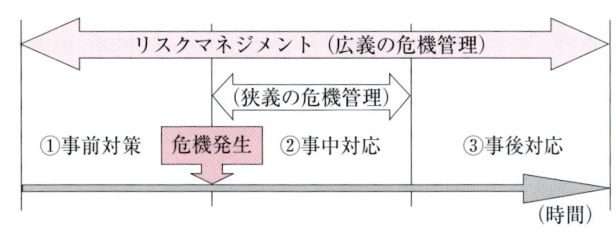

天災（自然の力が引き起こす災害）：被害を最小限に止めることが必要	地震，台風，大雨，大雪，渇水，落雷，噴火，飢饉など
人災（人の行為が引き起こす災害）：被害を予防することが必要	食中毒，感染症の拡大，異物混入，怪我，火災，停電，強盗・盗難事件，暴力事故，戦争など

① 事前対策：危機を未然に防ぐための対策や発生した時の対応策を練り，被害を最小限に止めるよう計画すること．
② 事中対応：危機発生時に被害を最小限にするために基本的に①を利用し，場合によってはその場の判断で臨機応変に対応すること．
③ 事後対応：事後報告・反省を行い，今後に活かせるよう①に組み込んでいくこと．

図2.11 危機管理の概念図

- 目標設定：火災による給食業務へのダメージを少しでも予防・軽減する．
- 計画：火災を起こさないための事前対策を行い，万が一火災が起きてしまった時の被害を最小に止めるための事中対応の仕方，また，火災後の最善の復旧方法・教訓を次へ活かすための事後対応について考える．

(2) 危機管理のための実行（D）

a．事前対策（火災の予防）

火災発生を予防もしくは被害を軽減するために事前に以下の対策を整えておく必要がある．
- 火災予防のための業務体制の整備（従業員の教育とインシデント管理）
- 火災発生時の対応マニュアルの作成と訓練，非常用食品の備蓄

● **火災予防のための業務体制の整備**（従業員の教育とインシデント管理） 天災を予防することは困難であるが，食中毒発生や感染症拡大，火災などの人災は，日々の業務において注意を払うことにより，ほとんどが予防可能となるため，HACCPの考えに基づき火災予防のための従業員教育内容を検討する．たとえば表2.6のようなチェックリストを作成し，従業員への教育を行うことである．

表2.6 火災予防のためのチェックリスト（実在の施設の例）

危害分析	重要管理点の設定
調理従事者による出火	・ガス元栓の閉め忘れ確認 ・ガスの口火が着いたままになっていないか確認 ・加熱器具の電源の切り忘れがないか確認 ・休憩室などの灰皿の処理がしてあるか確認 ・火元近くに燃えやすいものがないか確認
機器の不良による出火	・定期検査が行われているか確認 ・機器に異常な音や振動，熱がないか確認
その他	・怪しい人がいないか確認（不審者による出火） ・施錠をしたか確認 ・整理整頓されているか

インシデントとは日常業務で起こる"ひやっとしたり，はっとしたりした事例"を指し，そのときは直接業務に支障はでなかったものの，場合によると大事故につながる可能性のある事例である．アクシデントとは，実際に事故が起きてしまった事態を指す．インシデントからアクシデントに発展していくので，インシデントについて評価し，改善していく必要がある．インシデントとアクシデントの違いの分類例を示す（表2.7）．

表2.7 インシデントとアクシデントについて（ある病院における分類例）

	レベル	内容
インシデント	レベル0	間違ったことが発生したが，患者には実施されなかった場合
	レベル1	間違ったことを実施したが，患者には変化が生じなかった場合
アクシデント	レベル2	事故により，患者に何らかの影響を与えた可能性があり，観察の強化や検査の必要性が生じた場合
	レベル3	事故により，患者に何らかの変化が生じ，治療・処置の必要性が生じた場合
	レベル4	事故により，生活に影響する高度の後遺症が残る可能性が生じた場合
	レベル5	事故が死因となった場合

インシデントの収集に必要不可欠なのは従業員の協力であり，インシデント収集の重要性について教育する必要がある．また，インシデントを報告させやすくする工夫も必要である．

● **火災発生時の対応マニュアルの作成と訓練**　危機発生時に重要なことは被害を最小限にするために的確な対応をとることである．そのためには，組織の中で危機発生対策委員会を立ち上げ，その施設における具体的な危機時の対応を練りマニュアル化しておくことが必要である．表2.8は火災発生時の給食業務対応マニュアルの実例である．この例のポイントは，施設によって給食業務を取り巻く状況が異なるため，施設の実情を踏まえて現実的な対応ができるようマニュアル化されていることである．危機時は誰もが混乱しがちである．混乱の中でも冷静に対応できるよう具体的で信頼できるマニュアルを作成する．また，マニュアルは誰もが速やかに利用できる場所に保管する．

表2.8　火災発生時の対応マニュアル（給食従事者用）の実例

	対　　応
初期対応	① 熱源を使用中の場合はただちに消す．また，避難，人命救助を行う． ② 被害状況を速やかに把握し，消火活動と消防署（119番）へ連絡する． ③ けが人の応急処置，○○病院（電話 ○○○-×××-△△△）への連絡および搬送を行う． ④ 緊急連絡網に従い，従業員・関係部署へ連絡する．
食事提供業務への対応	① ライフライン（電気・ガス・水道など）の被害状況を確認する． ② 施設内調理室が使用可能かどうかを判断する． ［①，②の使用のメドが立たない場合］ ③ 非常用食品の在庫数と必要数量を確認する． ④ 使い捨て食器の在庫数と必要数量を確認する． ⑤ 代替熱源（プロパンガス，まき，固形燃料），代替調理器具（かまど，カセットコンロ）の準備を行う． ⑥ 人員を配置し，非常用給食業務を実施する．

● **訓練，備蓄**　訓練は実際の危機状態に直面したときに確実な効力を得るために行うものであり，関係者への教育ができていたか確認できるとともに，作成した危機管理マニュアルの見直し，改善するために重要である．

また，表2.8に示すように非常用食品を備蓄しておく必要がある．備蓄するにあたって重要なことは，おいしさと栄養価，購入量，賞味期限，保存面積，価格があげられる．なお，実際に売っている非常用食品を用いて非常用食品使用計画を立てた例を図2.12に示す．通常食や高齢者食，各種病態食など非常時用献立を作成しておく必要がある．またこれとは別に飲料水も必要量（1人あたり2L程度・数日分）備蓄しておく必要がある．

ここで特に注目してもらいたいことは費用対効果についてである．図2.12の献立例では1日あたりの食費は1人3,068円かかる計算となる．100人の施設でライフラインが復旧するのに必要といわれる2日分確保しようとすると実に60万円超の出費となる．しかし，リスクマネジメントの目線から考え，保存期間を考慮すると，2日あたり1人5.72円，100人に対して572円分割り当てることにより，災害時の備えとすることができる．この問題については経営者を含めてよく話し合っておく必要がある．

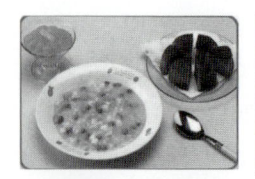

	品　名	使用量(g)	熱量(kcal)	値段(円)	保存期間の目安(日)	1日あたりの費用(円)
朝食	パンの缶詰	95	346	300	1,000	0.30
	チキンシチュー	27	127	350	1,000	0.35
	みかん&パイン	190	122	120	1,000	0.12
	計		595	770		0.77

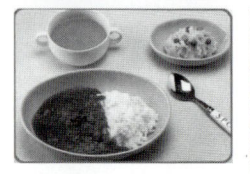

	品　名	使用量(g)	熱量(kcal)	値段(円)	保存期間の目安(日)	1日あたりの費用(円)
昼食	アルファー米白飯	100	366	280	1,500	0.19
	レトルトビーフカレー	200	170	220	1,000	0.22
	ポテトサラダ	30	149	380	1,000	0.38
	ビーフコンソメスープ	35	7	44	1,000	0.04
	計		692	944		0.83

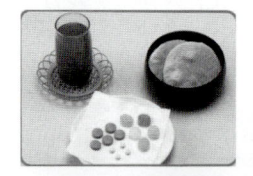

	品　名	使用量(g)	熱量(kcal)	値段(円)	保存期間の目安(日)	1日あたりの費用(円)
間食	せんべい2枚	38	152	54	1,000	0.05
	ドロップ5粒	15	59	60	1,000	0.06
	健康キープ	200		360	1,000	0.36
	計		211	474		0.47

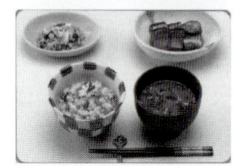

	品　名	使用量(g)	熱量(kcal)	値段(円)	保存期間の目安(日)	1日あたりの費用(円)
夕食	アルファー米（五目）	100	367	340	1,500	0.23
	カップ付きみそ汁	95	31	130	1,000	0.13
	さんま味付け	140	349	150	1,000	0.15
	野菜ミックス	12	41	280	1,000	0.28
	計		788	900		0.79
合計（1人分）			3,068			2.86
（100人分）				306,800		286

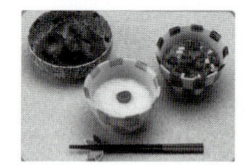

	品　名	使用量(g)	熱量(kcal)	値段(円)	保存期間の目安(日)
高齢者向け	梅粥	25.8	97	260	1,500
	けんちん汁	9.5	43	160	1,500
	さば味噌煮	190	371	190	1,500
	計		611	610	

図2.12 市販の非常用食品を用いた非常時献立作成例（値段・保存期間・1日あたりの費用および高齢者用非常時献立）

b．事中対応（火災発生時の対応）

　危機発生時の対応で最も気をつけなければならないことは被害を最小限に止めることであり，そのために，①人命救助・避難を行う，②危機発生による被害状況の把握・初期消火・通報・状況報告などを行う必要がある．

●**人命救助・避難**　原則としてはa.項の事前対策で作製したマニュアルや訓練で行ったことを忠実に行う．ただしマニュアルのみに縛られるのではなく，常に人命救助・避難を最優先して人の命を守る心構えをもちつつ行動する．対応マニュアルがないような新規の危機発生時でも同様に人命救助・避難を最優先するようにする．

●**被害状況の把握・初期消火・通報・状況報告**　危機発生により生じた被害の状況を的確に把握し，火災室に逃げ遅れた者がいないことを確認し，消火器などで消火する（炎が天井まで届いているなど消火が困難な場合には避難を優先させる）．状況を速やかに消防機関（119番）および関連部署に連絡し，被害を最小限に止めるような対応をとる．

c．危機を今後に活かすための対応（事後対応）

b.項で経験した同じような危機が再び起きてしまわないよう，また，もし起きてしまったとしても的確に対応できるよう，①報告書を作成し，②関係者で検討する．これらにより危機の記録，報告，反省を行い，改善策を考え，内容をa.項の事前対策に組み入れていくことが重要である．

● **報告書の作成** 管理栄養士として，危機時の給食提供業務における問題点はなかったか，その他の厨房従業員の話もふまえて，a.項で作成したマニュアルに沿って詳細に記録する．報告書は事件を記録しておくことと同時に会議の資料とするため欠かすことができない．報告書の例を図2.13に示した．作成のポイントは事実をありのまま正確に残すこと，問題となった点を押さえることである．

インシデント発生報告書	報告者　〇〇〇〇
日時	＊＊年＊＊月＊＊日
場所	調理室・下処理室
起こったこと	かぼちゃの乱切り中に手を切った．出血が少なかったため消毒後，手袋をして調理に戻った．
考えられる問題点 （放置しておくとより重大な事故になりかねないと考えられること）	当日は日曜日であり調理従事者の人数が少なく，もし大けがだったら調理場は大混乱におちいったと思われた．

図2.13　インシデント発生報告書例

● **会議の開催** 事件の記録報告書をもとに給食提供業務の関係者で会議を開き，問題点についてどう改善するかを話し合い，マニュアルに不備があれば訂正する．また，施設の他部署との連携が必要な場合は，他部署の職員の意見も取り入れマニュアルに反映させる．

(3) 危機管理のためのチェック・評価項目と改善（C，A）

a．事前対策（危機の予防・抑制）

● 事例：インシデント発生報告書への対応
・目標（P）：インシデントに対してリスクアセスメントを行い，事故発生を予防する．
・状況（D）：インシデント発生報告書が提出された（図2.13）．
・チェック・評価（C）と改善（A）：調理従事者よりインシデント発生報告書が管理栄養士に提出されたら，その日の内に調理従事者と面談を行い，内容を分析しインシデント対応報告書をまとめる（表2.9）．

その後，可能な限り速く関係者全員で会議を開き，インシデント対応報告書をもとに議論を行い今後に活かす．

図2.13のインシデント発生報告書例のポイントは，①記載しやすいよう最低限必要な情報（6W1H）の記入欄しか設けない，②忙しい従業員から少しでもインシデントを拾い上げるために，走り書きやメモ書きといった感覚で気軽に報告できるように配慮することである．

表 2.9 インシデント対応報告書（例）

(1) 報告書作成者	○○病院　管理栄養士　○○○
(2) インシデント報告者	○○○
(3) 発生日時	平成○○年××月××日（日）　AM 10 時頃
(4) 内容・訴えのチェック（C）	調理従事者が少ない中であわててかぼちゃの乱切りを行ったため，手指を切り少し出血してしまった．幸いにもすぐに止まるような小さな怪我だったため，ただちに通常の調理業務をこなせたが，もし，大きな怪我となっていたら現場はパニックになってしまったのではないかと思われた（それくらい作業が大変な日であったとの訴えである）．
(5) (4)に対する問題点の分析（CA）	① 日曜日で食事準備数が通常より少なかったため，調理従事者の人数を最小限にしてあった．それなのに，冬至の行事食として，かぼちゃのように硬くて処理に時間がかかるものを献立に入れたため，調理従事者にゆとりがなくなり，手指を切り出血を引き起こしたと考えられた． ② もし調理従事者が大けがをして調理場から離れることになってしまった場合の対応について．
(6) 今後の対策（A）	① 調理従事者の配置人数が最小限になってしまうような日に，ゆとりをもって仕事をしてもらえるよう以下の3点の対策を行うことにした． 　1：食材によってはゆとりをもって前日より仕込みを行う． 　2：あらかじめ乱切りしてある冷凍食品を用いる（材料費が1％上がってしまうが危険を防ぐために仕方がないとする）． 　3：行事食のように仕方がない場合を除いて無理がない作業が楽な献立を用いる． ② 以下の2点が実行できるようなマニュアルを作成することにした． 　1：残った調理従事者で給食の提供が可能か判断し，不可能ならば休日となっている調理従事者に連絡し対応してもらう． 　2：連絡が取れない場合，給食提供時間が遅れてしまうことを利用者・関係部門に周知できるようにする．

b．危機発生時の対応（事中対応）

ここでは，危険発生時の対応をどのようにするか，事例をあげて説明する．

チェック・評価（C）には，被害を最小限にするために，表2.10に示すようにチェックリストを作成した．

改善（A）：おおむね訓練どおりに実行できたことが評価できる一方，人員配置が不十分となり給食予定時間が遅れてしまった．その理由として，応援に来てもらうはずだった部署がとても援助を頼める状態ではなかったことがあげられた．今後の対策として2点考えた．
① 訓練時に全職員にこれらのことを周知しておき，誰でも対応可能な状態としておくこと．
② 非常用食品の扱いについて，習熟すればもう少し早く食事を提供できた可能性があったため，実際に非常用食品を調理する日を新たに設ける．たとえば防災の日などに非常用食品を調理する日を設け，実際に調理従事者に非常食の調理体験をしてもらうと同時に，非常食の無駄な廃棄（賞味期限切れによる）を抑制することが提案された．

c．危機を今後に活かすための対応（事後対応）

●事例：火災への対応後，火災の状況報告書を作成し，今後につなげるために給食業務関係者会議を開いた（表2.11）．

表 2.10 危機発生時の対応手順

	対 応 手 順	チェック
初期対応	① 避難，人命救助を行う．また，熱源を使用中の場合は直ちに消す． ② 被害状況を速やかに把握し，消火活動と消防署（119番）へ連絡する． ③ けが人の応急処置，○○病院（電話 ○○○-×××-△△△△）への連絡および搬送を行う． ④ 緊急連絡網に従い，従業員・関係部署へ連絡する．	○ ○ ○ ○
食事提供業務への対応	① ライフライン（電気・ガス・水道など）の被害状況を確認する． ② 施設内調理室が使用可能かどうかを判断する． ［①・②の使用のメドが立たない場合］ ③ 非常用食品の在庫数と必要数量を確認する． ④ 使い捨て食器の在庫数と必要数量を確認する． ⑤ 代替熱源（プロパンガス，まき，固形燃料），代替調理器具（かまど，カセットコンロ）の準備を行う． ⑥ 人員を配置し，非常用給食業務を実施する．	○ ○ ○ ○ ○ △

表 2.11 火災の被害状況・対応の記録および会議のための報告書（例）

報告者	○○○（管理栄養士）
発生した危機	火災
発生日時	平成××年×月×日　午前10時22分
発生場所	○○施設　調理室　フライヤー
発生原因	フライヤーの温度調節機能の故障
被害の状況	① 人的被害：調理従事者1名が右手にやけどを負ったものの大けがにはいたらなかった．しかしながらやけどを負った調理従事者が病院へ行ったため1名欠けた状態で昼食を調理することになった．施設入所者には被害はなかった． ② 物的被害：火災により厨房のフライヤー周りが使用不可能になった．
被害への対応	①に対して：被害者は病院へ移送し，1名欠けた分，管理栄養士が調理に入り対応した． ②に対して：火災発生時にマニュアルに従い，初期消火を行ったため，厨房内の損害はほとんどなかった．使用不可となったフライヤーの代わりに中華鍋を用いて調理を行った．
評価（A）	・本火災による被害は，実質的には調理従事者1名の負傷とフライヤー全焼によるフライヤーおよびその周辺の損害に止まり，喫食者に対して直接的な迷惑をかけることがなかった．これはマニュアルに従い初期消火を的確に行うことができたためと考えられ評価できる．これまでにやってきた訓練に自信をもってよいといえる． ・中華鍋を代用品として使用し予定どおり調理業務をこなせたことは評価できる．これはマニュアルになかったことであり，この例は次の災害に備えるための良き教材として従業員に学んでもらう必要がある． ・火災原因はフライヤーの温度調節機能の故障によるものだったが，これまでにフライヤーに関するインシデント報告はみられなかった．普段から注意深く機器を観察することが必要である．

以上，各種災害の内，火災時における PDCA に沿った対応について具体的例を示した．あくまでも例であり，この例をもとに災害に対する危機管理の考え方をよく理解する．

2.2 組織・人事管理システム

2.2.1 組　　　織

組織（organization）とは，ある目的を達成するために2人以上の人が集まり，それぞれの

能力を最大限発揮するための合理的体系である．その成立要件としては，①共通目的（目標）が明確に示されている，②貢献意欲が高い，③コミュニケーションが充実している，という3要件である．また，組織統制の原則には，①共有すべき計画や規則，必要な手続きなどが文書化されていること，②情報が組織職階の上下（縦），左右（横：同僚）に速やかに行きわたること，③事業の目的（目標）や意義を十分に理解させていること，があげられている．すなわち，組織とは，目的（目標）達成のため複数の人が集まって行動するにあたり，仕事の範囲や役割，責任など分担する内容を規定し，規則だって正しく合理的に行われるように構成したものである．

　スキルアップした組織にあっては，①事業体の経営の理念や経営戦略が確立されており，それが従業員共通の目的（目標）となっている，②業務が分業化，あるいは専門化され，構成員の職務，権限，責任などの分担が明確になっている，③構成員相互に連携，協力の意思と意欲がある，④所要の関係規程が作成されており，組織に共通のルールが存在している，⑤意思疎通のためのコミュニケーションが十分に行われている，などの運営がなされている．

● **組織の階層**　一般的な組織は，次のような階層によって成り立っている．

① トップマネジメント（最高経営層）：経営層における方針決定機能から経営と管理を結ぶ全般管理の指令機能と部門管理までを行う階層を指す．

② ミドルマネジメント（中間管理層）：トップと現場との橋渡し，情報伝達の機能を果たす．トップの意向を現場の状況を加味しながら伝達し，さらに現場の状況について重要なポイントをトップに報告する階層を指す．部長・課長クラスの職務で，企業経営管理は，実質的にはこのクラスの努力に負っている．栄養部門（仮称，以下同じ）にあっては，部長，科（課）長，室長などの管理栄養士が相当する．

③ ローワーマネジメント：直接作業機能をリードする職能であり，管理と作業が接触する領域で，直接的に指導や指揮を行う現場監督者などである．下級管理層でスーパーバイザー，主任栄養士，主任調理師，事務主任などに相当する．

● **組織編成の原則**　また，組織を編成するための原則として，次の6項目があげられている．

① 専門化・分業化の原則：組織における業務は分業することによって，個々の仕事を単純化し，同時に専門性を極めていく．

② 統制範囲の原則：1人の管理者が直接統制する部下の人数（通常3～6人）には限界があり，管理者や部下の経験，能力，業務内容，情報量，規定の整備状況などによって人数は異なる．特定給食施設にあっては，個別栄養食事指導や献立作成などの栄養管理業務の場合3～5人，熟練技術者による調理業務の場合8～12人，配膳，食器洗浄，清掃などの機械的反復作業の場合では12～20人（最高25人まで）ほどが妥当と考えられている．

③ 指示命令系統の一元化の原則：構成員は複数の上司から命令を受けるべきではなく，常に1人の上司から命令・指示を受ける．

④ 権限と責任一致の原則：職務権限は，職位が高くなるとともに責任も増すので，権限に見合う責任の程度を明確に示し，両者を一致させる．また，権限には管理者が行う仕事で部下に権限を委譲しない「保留権限」と部下にさせる仕事に対して与える「委譲権限」の2種類があるが，いずれの場合であっても，部下に仕事を任せる場合には，その内容や目的を明確にし，

遂行するために必要な権限を委譲しなければならない．

⑤ 階層短縮化の原則：組織の階層はできる限り少なくすることで，円滑なコミュニケーションが行え，迅速で正確な指示，命令，情報伝達が行える．また，分業化や統制範囲が重視されると階層が多くなり，階層を短縮すると統制範囲が広くなるという矛盾が起こるので，相互のバランスを維持する必要がある．

⑥ 権限委譲の原則（例外の原則）：反復的に繰り返される問題の処理や決定についてはルーチン化して，その業務を部下に委譲し，上司（管理者など）はより重要な問題や例外的な業務処理に専念する．

● **組織の形態**　組織の形態には，基本的な経営組織として，ライン直系型組織，ファンクショナル（機能別）組織およびライン・アンド・スタッフ組織があり，応用機能の組織として，事業部制組織，カンパニー制組織，マトリックス組織がある．

① ライン直系型組織（line organization）は，「指揮命令一元化の原理」と「統制範囲の原理」が中心の組織であり，直属上司1人から構成員に命令・指示が出されるもので，権限は上司にある．規模の小さい組織や単純な経営活動に適している．

② ファンクショナル（機能別）組織（functional organization）は，経営機能（職能）別に編成された組織形態で，組織上，各部門は同等で，社長から社員まで縦型組織である．責任や権限は明確に示され，命令はトップから一元的に統一されている．トップと各部門の距離が常に等距離であり，それぞれの部門が同一の立場で意思決定に参加できるものである．

③ ライン・アンド・スタッフ組織（line and staff organization）は，ライン部門とスタッ

表 2.12　ライン直系型組織の長所と短所

長　所	① 指揮命令系統が一元化されているため，組織の秩序が維持できる． ② 各職位の権限や責任の所在が明確である． ③ 上位者が部下の管理に関して包括的な権限をもつため，強いリーダーシップを発揮できる．
短　所	① 統制範囲の拡大に限界があり，管理階層が多層化されやすい． ② 広範で多様な経験や能力が要求されるため，上位者の負担が大きすぎる．

表 2.13　ファンクショナル（機能別）組織の長所と短所

長　所	① 専門的な知識や技能の伝達が容易で共有化がしやすく，早期習得および高度化，経験効果によるコストダウンが可能である． ② 人員や設備など資源を共通して利用することができるためコストダウンが可能である． ③ 業務負荷が小さいときには効率性がよい（トップへの権限集中化により，部門間重複がない）． ④ 組織のタテの統制がとりやすい（指揮命令系統が明確，権限と責任の帰属が明確）． ⑤ 消費者のニーズにマッチした機能分割ができる（各部門でニーズにマッチした対応ができる）．
短　所	① 組織のヨコの統制がとりにくい． ② 部門を越える広い見識が身につきにくく，マネジメント力のある人材が育ちにくい． ③ 部門業務に集中するあまり，全社的な関心が薄れてしまう危険性がある． ④ 規模が大きくなると効率性が悪くなる． ⑤ 部門ごとの評価が難しく，利益の計上や責任の所在が不明確になりやすい．

図2.14　ライン直系型組織

図2.15　ファンクショナル組織（機能別組織）

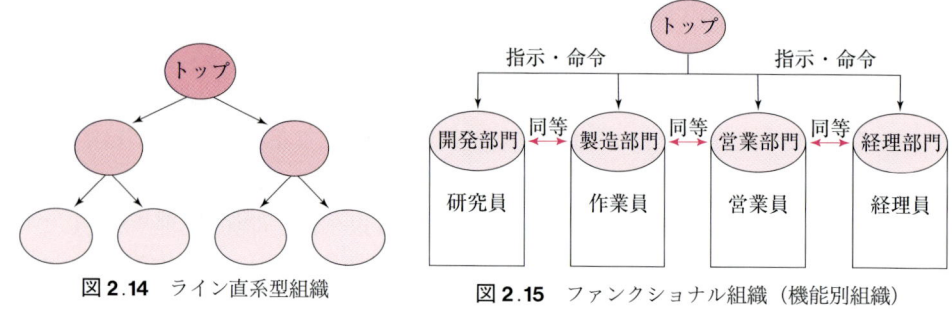

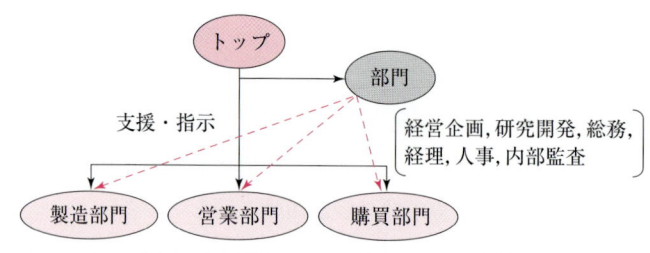

図2.16　ライン・アンド・スタッフ組織

フ部門の二重組織である．ライン部門は直接的な収益を生み出す部門であり，スタッフ部門は，ライン部門に指示や支援を行う部門で，直接的な利益産出は行わず全社的なプランニングや支援，苦情処理，訴訟の対策などを担当し，ライン部門のバックアップやバランスをコントロールしている．

④ 事業部制組織は，トップが行うマネジメントを事業部が代理して運営管理するものである．この組織における注意点には，各事業部の業績評価の基準を明確化することであり，また，二つの事業部に所属する人は，どの指示・命令を優先するのかを明確にするとともに，各事業部門のコミュニケーションを緊密にして利害の対立を事前に防ぐことが必要である．

表2.14　事業部制組織の長所と短所

長所	① 個々の事業部で業務が完結しており（自己充足的），自らの事業利益を計算できるプロフィットセンターとなるため，個々の事業別に詳細な管理が可能である． ② 権限の大幅な移譲により，トップマネジメントが戦略意思決定に多くの時間を割くことができる． ③ 現場の状況に即応した機動的な意思決定が可能である． ④ 管理者の意識や能力を高めるため，次代の経営者の養成が行いやすい．
短所	① 人事，経理などの職能を各事業部が重複して抱えるため，管理コストが過大になりやすい． ② 各事業部が自らの利益達成に固執し，視野が狭く短期的な判断を行いやすい． ③ 事業部間の競争が誘発され，セクショナリズムに陥りやすい． ④ どの事業部にも該当しないような事業部横断的な商品の取り扱いが難しい．

⑤ カンパニー制組織とは，企業が各事業部を独立した一つの会社とみなす経営方式であり，また，持ち株会社制度を通じて別会社にすることである．これは，事業部制組織がより発展した形態であり，自己資本や資産の有効活用と利益の計上，融資および社債などの資金調達と損失の返済能力などをバランスシートによって判断している．

⑥ マトリックス組織とは，行と列，縦軸と横軸を組み合わせた組織である．この組織では，プロジェクトチームと職能別組織をそれぞれ組み合わせるため，指示・命令系統が2軸となり複雑な組織となる．組織のメンバーは，同時に二つの部門に所属し，2人の上司から指示・命令を受けることになる．複数の目的意識をもつ組織を，多様化した社会環境に対応させるために柔軟な発案ができ，セクショナリズムを排除するよさもあるが，複雑すぎると十分に機能しなくなる．

表2.15 マトリックス組織の長所と短所

長所	① 機能，製品など多次元に基づいた組織的統合を図ることができる． ② 人的資源が共有できる． ③ 課題に柔軟に対応できる． ④ 情報の共有により情報処理が迅速化する．
短所	① 2人の上司から指示を受けるため，組織内にコンフリクト（葛藤・衝突）が発生しやすい． ② 責任の所在があいまいになる． ③ 管理者間の対立が増大する．

2.2.2 人事管理

労働者とは，職業の種類を問わず，事業所または事務所に雇用され，賃金が支払われる者である．正規雇用者（正社員）は，雇用者（事業者）が原則として1日8時間，週40時間の勤務を条件として長期雇用契約を結んだ者であり，パートタイマー（パート，パートタイム労働者）とは，短い時間（週35時間未満：パートタイム労働法）勤務する労働者と定義され，法律上，短時間労働者といい，賃金の支払い形態は一般的に時間給である．その他，派遣労働者（派遣会社に雇用される労働者）には，登録型派遣労働者と常用型派遣労働者の2種類があり，派遣会社との雇用関係を継続したままで，別の会社（派遣先）からの指揮・命令を受けて，派遣先会社のための労働に従事する者であり，給与は派遣会社から支払われる．契約社員とは，使用者と労働者との間で交わされた契約に基づいて雇用された社員のことで，①雇用期間を定めた契約社員，②雇用期間を定めない契約社員（勤務形態や労働条件のみについて契約を交わす），③高度な専門知識や技術・経験をもつ契約社員，④在宅勤務の契約社員，⑤賃金を安くするための契約社員，などがある．

特定給食施設にあってはアウトソーシングの進んでいる施設も多く，組織形態や人事管理は複雑になっている．また，管理栄養士の職務が集団管理から個別管理に移行していることもあって，より専門的な業務を担当することになり，いわゆるマネジメントに費やす時間は少なくなっている．組織や人事管理に関して管理者の求められる能力は，給食施設の設置目的，規模の大小，種類（学校，病院，企業など），給食従事者の職種構成や人員配置，免許資格の有無，技術・技能のレベルなどによって異なっている．また時代や環境の変化に対応できる柔軟性も必要であり，これらを成し遂げる管理者が求められている．

マネジメント（管理）の基本は計画（P）→実行（D）→評価（C）→改善（A）に関わる活動であり，複雑な環境に適切に対処することが必要である．管理者には，組織よりマネジメント活動を行うための権限が与えられており，部門（部下）の活動を組織的に，秩序立てて機能させる責任がある．また，リーダーシップは，目的達成のため部下に対して何らかの働きかけを

行い，自発的な協力の意思と行動を引き出すとともに経営方針に従って労働力となる人たちを引っ張っていく役割のことで，変革を成し遂げる優れた力量をもった人材がリーダーとして必要である．リーダーには，誠実さ，率直さといった人柄，仕事に対する熱意，経験，自信，知性，創造性，柔軟性，統率力などの資質が求められる．

　教育・訓練のおもな方法として，職場内教育（職場内訓練，OJT：on the job training）と職場外教育（職場外訓練，OFF-JT：off the job training）がある．また，職場内教育には，日常の仕事を通じて上司，先輩から部下，後輩に対して仕事に必要な知識，技術，態度を重点的に指導・育成するもので，計画的な活動である．職場における日常業務に関する実践的な教育であり，これを効果的に行うためには，管理者が従業員の性格，勤務状況などをよく把握し，継続した観察をして結果を評価する必要がある．一方，職場外教育とは，社内・社外セミナー，研修会，他施設の見学などを通して行うもので，対象者に短時間で統一した知識を教育することができ，社外の者とも交流する機会が与えられるので幅広い視野の考えをもつことができる．

表 2.16　職場内教育（OJT）と職場外教育（OFF-JT）の比較

	長　所	短　所
職場内教育（OJT）	・職務に直結させ，具体的，実際的な能力開発ができる． ・個別の教育ニーズに対応させ，細部にわたった指導ができる． ・継続的，反復的な指導ができる． ・学習の成果を即仕事に結び付けられる． ・結果の評価が的確にできる． ・少ない費用ですむ．	・日常業務が中心であり，視野が狭くなりやすい． ・上司の熱意，意欲に左右される． ・指導レベルに差がある． ・上司の能力以上に部下を成長させることが難しい． ・職務命令として受け取られやすい．
職場外教育（OFF-JT）	・多数の対象に対し，統一的，組織的に行うことができる． ・体系的な知識や原理を短時間で教えることができる． ・参加者に出会いの場を提供できる． ・専門の指導者を得て，効果的な教育を実施できる． ・相互啓発の機会となり，幅広い視野や考え方が身につく． ・教育の環境が十分整備できる．	・個人差の対応には限界がある． ・実際的，具体的テーマへのアプローチが難しい． ・教育の効果判定が難しい． ・教育の担当者には，ある程度のスキルが必要となる． ・業務活動を中断しなければならない．

　従業員を正しく評価することは管理者に求められる重要な能力の一つで，従業員は自分が行った仕事が正しく評価されることを望んでいる．個人の業績や能力の評価は，昇進，昇給，人材配置など適切な人事管理を行うために必要である．評価の方法には，人事考課制度，目標管理による評価などがある．人事考課制度とは，基準に従って従業員の仕事の能力などを評価し，昇給，賞与，昇進，人事配置に反映させることが目的である．評価内容は，仕事を遂行する能力，仕事に取り組むときの態度（積極性，協調性など），仕事の成果（業績）などである．評価の基準には，相対的な評価と絶対的な評価があり，目的によりこれらを組み合わせて実施する．適正な評価は，個々の従業員の存在価値を認めることにつながり，従業員の仕事への意

欲を引き出すことができる．

2.2.3 組織・人事管理のための情報の収集と目的設定，計画（P）

マネジメントとリーダーシップは，ともに①課題の設定，②課題達成を可能にする人的ネットワーク，③実際に課題を達成させる，という仕事がある（P）が，そのための具体的手法が異なるものである．マネジメントは，計画の立案と予算策定から着手し，リーダーシップは将来的ビジョンを設定し，その実現のための戦略を用意する（P）のである．管理者にはリーダーシップとマネジメントの両方が必要とされており，リーダーの組織内の地位は組織階層のトップとローワーの間のミドルマネジメントに位置している．

栄養部門の組織は，知識や技術に専門性を有するため，経験や熟練を要する業務が多く，若い人材が育ちにくい環境にある．管理栄養士，栄養士，調理師，調理員，事務員，その他パート職員などが混在する多職種協働作業でもあり，仕事に対する慣れという問題にも注意しなければならない．また，施設内の他部署との連携を円滑に行えるよう調整し，他社に対しては自社の代表として交渉にあたるのである．

マネジメントに必要な能力には，①専門的な知識や能力（テクニカル・スキル），②人と協働することができる能力（ヒューマン・スキル），③問題を解決し，概念を形成する能力（コンセプチャ・スキル）の3種類がある．栄養管理（給食）部門の管理者となる管理栄養士・栄養士は，サービスや食事内容の面で利用者の食習慣にマッチングさせるとともに健康を維持することができる給食を提供しなければならない．そのためには，献立作成から生産（調理）作業を経て食事の提供までの一連の作業を効率よく進めるとともに，従業員の作業に対する意欲や作業効率を高めるよう援助する（P）ことが必要である．

2.2.4 組織・人事管理のための実行（D）

（1）経営と管理

経営理念あるいは経営ビジョンとは，社会に対する企業の果たすべき役割や姿勢（将来の「企業の目指す姿」）を明確に示すことで，成長する会社には，かならず優れた「経営理念」または「企業理念」があり，会社経営のよりどころとしている．

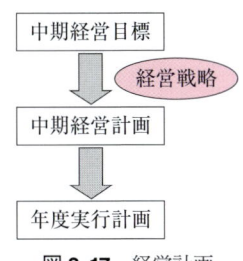

図2.17 経営計画

経営計画とは，たとえば，野球においてある球団が「3年後にこの球団を優勝させる」という中期の経営目標を掲げた場合，この球団は他球団に比べて走攻守どこが劣っているのか，投手力，守備力，打撃力を分析し，どこを補強すべきかを考える．次に，投手，打者，守備，チームワークなど何を売りもののチームとするか考え，持てる資金力の範囲内で，初年度は投手，次年度は4番打者と外野の守備，最終年度にチームワークを確立するという3年間の具体

的な補強計画と行動計画を立てる．また，各年次の対戦相手の戦力を分析してその対応策を考え，ファンサービスを向上させることによって観客動員を増やし，収入増を計る．この経営計画は，部門組織や担当者個人別の計画にまで浸透させないと実現できない．部門別中期計画に基づいて部門別年度実行計画を立てることが必要でありそれぞれの役割に基づいて実行する．たとえば，監督は長いペナントレースをどのように戦っていくのかという作戦あるいは他球団の戦力に対する対策や目標への意欲を高める刺激（インセンティブ）を考え，スカウトはどのような戦力補強が必要か，どのような選手がいるのかの情報管理と補強スケジュールを管理する．強化コーチは，投手，守備，打撃，走塁など選手それぞれの利点を生かす強化計画を立て，選手は個人の防御率，打率，本塁打，盗塁など具体的な目標を立て，そのための鍛錬・調整を行い，二軍監督やコーチなどは一軍への供給戦力として若手選手を育成することが大きな役割である．また，球団スタッフはファンサービスの拡大を含む資金調達や広報活動で貢献する必要がある．

特定給食施設にあっては，施設管理者は，施設の運営に全責任をもってあたることが必要であり，特に管理栄養士，栄養士，調理師（員），配膳員，洗浄員および事務員など多くの職種の人達が協働して一つの目的を達成できるよう，適切な管理・運営を行っていく義務と責任がある．ミドルマネージャーとしての管理栄養士は，例に示した監督の役割として，利用者の健康づくりに資する食事の提供が円滑に行える体制をつくらなければならない．また，調理部門，洗浄配膳部門，事務部門別の具体的目標を明示し，組織の一部門として中期計画に基づいて年度実行計画を立て実行する（D）ことが必要である．

(2) マネジメント

マネジメント（管理）の基本は計画（P）→実行（D）→評価（C）→改善（A）に関わる活動であり，特定給食施設においては，管理栄養士のマネジメント能力が大きく問われることになる．その業務は，健康増進法や健康保険法，あるいは介護保険法などに対応した適切な食事が提供できる体制づくり（D）である．利用者の身体の状況や栄養状態に応じた食事基準の策定，献立の立案，食材料の調達と出納管理，調理を含む精度管理，食品・施設・設備・個人の衛生管理，食数管理，利用者の栄養管理，給食事務管理，栄養や健康に関する情報管理など業務を円滑に行っていくための部門としての総合的なマネジメント能力が求められる．

(3) 給食組織と人事管理

事業部制組織は，ミドルマネージャーを頂点とした組織であり，トップが行うマネジメントを事業部が代理して運営管理するものである．事業部の区分は製品別，エリア別，顧客別など経営体にとって効率のよい区分で設定されており，事業部門は自主的な経営単位として，生産，販売，バックアップ，収支算定までの責任をもつことにより，自立意識が高まり，経営全般のセンスも問われるのである．

給食部門の組織は，管理栄養士を頂点とした事業部制組織であり，トップが行うマネジメントを栄養部門が代理して運営管理するものである．栄養部門の組織は，図2.18の例に示すような組織形態が多いが，管理栄養士が専門的な技術職であるため，専門外業務としての経理や人事に関する権限は限られている．ミドルマネージャーの組織や組織の運営に関する事務として，①社内（院内，園内，学内）規定，②役職員の職務規程，③栄養部運営規定，④情報処理

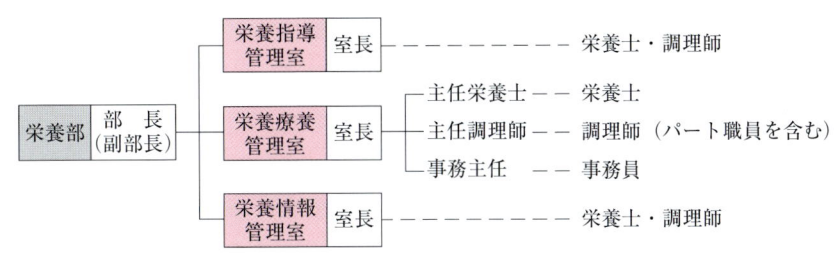

図2.18 医療施設における栄養部の組織例

```
栄養部 ─ 部長 ─┬─ 栄養指導管理室 ─ 室長 ──── 栄養士・調理師
     (副部長)  │
              ├─ 栄養療養管理室 ─ 室長 ──┬─ 主任栄養士 ── 栄養士
              │                        ├─ 主任調理師 ── 調理師（パート職員を含む）
              │                        └─ 事務主任   ── 事務員
              └─ 栄養情報管理室 ─ 室長 ──── 栄養士・調理師
```

規程，⑤各種委員会規程，⑥評価規定など（D）がある．また，人事や服務に関しては，①人事記録，②人事評価表，③身上調書，④出勤簿，⑤年次（特別）休暇簿，⑥勤務割振表および⑦勤務実務表などの事務（D）がある．

(4) 栄養管理委員会

食事サービス検討会（栄養管理委員会）は，特定給食施設にあっては，会議の実施状況や検討内容に関して報告することが義務づけられている．会議の構成員は，施設管理者，管理栄養士・栄養士，調理師（員），関係部署（健康管理担当者）および給食利用者，その他で構成されている．また，業務を委託している場合には給食受託会社から，施設責任者や管理栄養士なども構成員となっている．会議は，食事サービスに関する運営方針の検討，献立の検討，管理者や他部門との情報交換あるいは連携の場でもある．給食全般にわたってさまざまな問題について審議する機関で，主な審議事項は，①食事の献立および栄養価に関すること，②食材料の質，調理などの改善および衛生に関すること，③給食施設および給食従事者の衛生に関すること，④健康の維持・増進（栄養治療の改善）に関すること，⑤栄養教育に関すること，⑥給食費の審議および同費の徴収，会計に関すること，⑦その他栄養管理に関することなど，利用者に対する食事サービス（接遇を含む）に関することである．

2.2.5 組織・人事管理のためのチェック・評価項目（C）

人事制度を構築するうえで大切な三つの要素は，①納得して仕事ができるという公共性・客観性であり，②成果や報酬がはっきりしているという透明性・開放性であり，③キャリア選択の自由があるという自由度の高さと柔軟性である．これらの要素を十分に使いこなすことで，目標達成に向けたハイパフォーマンスが生まれるのである．また，組織を活性化させる方法には，適性や稼働を本人が申告する自己申告制度や個人が自ら目標を決め管理する目標管理制度が有用である．従業員に対しては年ごとに定めた年俸制，仕事の成果を基準とした成果給，あるいは会社への帰属意識を高めることを目的として，自社株を一定の価格で購入する権利を与えるストックオプションなどにより評価する方法もある．

① 基本年俸：ポスト料（職位・等級）．1/12を年俸月額として毎月支給する．

表2.17 業績年俸テーブル例（1ポイント30万円）

順位	業績評価ポイント				
	A	B	C	D	E
I	15	12	10	5	0
II	12	10	8	4	0
III	10	8	6	3	0

② 業績年俸：業績評価別定額賞与（おおきな年俸格差を生じる）として年2回支給する．

③ 業績年俸（30％）と基本年俸（70％）とに分けて，最上位評価（100％），標準評価，最下位評価（70％）の範囲配で成果給として支給する．

目標管理とは，従事者がそれぞれ目標を設定し，その目標の難易度および業績を評価し，よりよい業績を上げるために行われる．目標が，どの程度達成されたかという業績評価は担当者と上司との話し合いによって行われる．評価結果の伝達は，最初に従業員に自己評価させ，最後にミドルマネージャーが従業員の評価を伝える（C）が，多くの場合，上司の評価より自己評価の方が厳しい．自己評価で問題点に気が付いていれば，それ以上言及する必要はなく，その問題の解決方法を話し合う．また，自己評価後，ミドルマネージャーが感じたことに気づいていなければ，客観的なデータを示して気がつくように促す．従業員の仕事の進め方を評価するのであり，単なる数字ではなく，なぜその評価になったかというコメントが重要（C）である．評価やコメント内容に納得がいかない場合には，他の資料を基に評価理由を丁寧に説明する．それでも納得できない場合には，従業員に弁明，説明の機会を与え，評価表を基にディスカッションすることにより，問題点の現象面だけでなく，問題点の発生理由や改善に時間がかかっている理由まで浮き彫りにする（C）ことができる．

2.2.6 組織・人事管理のために必要な改善事項（A）

リーダーが部下を引っ張って仕事をさせるためには，部下の信頼を得て，共に働き，企業の活動を高めようという気持ちを起こさせるよう動機づけ（モチベーション）する（A）必要がある．人材育成の方法としての教育・訓練は，管理者，専門職，一般従事者に対して行うもので，業務に関する知識や技術を修得することによって，仕事の能率を高め，職場の人間関係を円滑にするなどの利点がある．教育・訓練を受ける対象は，経歴や年齢などがさまざまであるため，教育内容も階層別，業務別，年齢別に分けて行う（A）．

職場における意識改革のための活動には，①身近な問題点を見つけ，自ら解決策を検討し実行するQC活動（職場小集団改善活動）や個人のアイディアを早くとりいれるQC大会（事業所・全社・社外）の開催，②提案箱・提案事務局・提案審査委員会（事業所・全社）による提案活動，および③機能や品質が一定なら，費用が小さい方が価値は大になり，費用が一定なら機能が大きいか品質の良いほうが価値は大になる（価値＝機能／費用＝品質／費用）というVA（価値分析：value analysis），VE（企画設計段階で目標内に原価を納めること．製品の価値向上：value engineering）活動よって製品の品質確保が必要であることを意識付け，安心・安全が不可欠であることを認識させる（A）などの三つの方法によって意識教育を行う．

安全衛生に関しては，管理栄養士・栄養士が中心となって調理師（員）ほか給食担当者に徹底した衛生教育を行うことが必要である．大量調理施設衛生管理マニュアルに則った調理用機器の取り扱い，安全装置の動作確認・点検，作業開始前の点検，従業員の健康管理や疾病予防対策，および施設・設備の整理整頓・清潔の保持に関する知識と食品や機器具の取り扱いについて十分な教育を行う．

また，接客業でもあることから，従業員には，①接客マナー，②食器の種類とその用途，③サービスの準備と点検，④客席（カウンター）案内，注文の取り方，⑤料理の運搬方法，⑥テーブルサービス，⑦食事のマナー，⑧客席（カウンター）での調理の仕上げ，⑨メニューの

作成・管理，⑩料理，食器などの異常とその対応，⑪食事の国際的な慣習（宗教・国民性）などの人的サービスに必要な教育を行う．さらに，食べる環境としてのテーブルの準備やいすの適正配置も不可欠な要素であることや，建築設備，防災設備，空調設備，給排水設備，化粧室・トイレ，電気設備その他食環境を適切に維持・管理することもアメニティの確保にとって重要であることを認識させる．その他，①食事サービスの遅延，②オーダーと現品の相違，③サービス（配膳・配食）中の粗相，④料理への異物の混入，⑤食中毒の予防など，アクシデント，インシデントの発生に対する対応，特に対人コミュニケーションは重要である．

　サービスの品質管理に必要なサイクル（PDCA）の実践には，利用者の満足度を把握し，その結果に基づいて課題を設定する．次に，その課題を解決するための方法を考えるとともに従業員に対する研修，教育や作業内容の手順を見直すなどの改善を行い，食事サービスを提供するまでの給食業務，管理内容などを評価する．また，利用者の食事に対する評価を獲得するとともに，新たな満足度に関して調査する．このような繰り返しによりサービスの品質管理を行うのである．

2.3 財務管理システム

2.3.1 財務管理のための情報収集と目標設定，計画（P）

　財務管理とは企業が財務活動を効率的に遂行するために行う計画，統制などの一連の総合管理をいう．すなわち企業経営における資金の調達（負債・純資産）と運用（資産・収益・費用）について計画を立て実績が計画に合うように統制（コントロール）することであり，「何をしてもうけるか」を明確にして，もうけ（現金：キャッシュフロー）を増やすことである．

　まず，明確な経営理念と将来のビジョン（経営目標）をもつこと，これが目指すもの（企業の基本的理念）となる．目標を実行するために「中期経営計画」すなわち企業の経営ビジョンと現在をむすぶための5年後の実行計画を作成する（表2.18）．この「中期経営計画」を日常の業務活動で実践していくために具体的な計画に展開させたものが1年間の「短年度事業計画」である．

　「何をしてもうけるか」すなわち基本経営計画の作成には，情報収集・目標設定・計画を立

表2.18　財務管理の方法

財務管理の方法	例：社員食堂の経営
(1) 経営理念と経営目標（長期経営計画）	社員に美味しい食事を提供して健康管理を図るとともに利益を得ることを基本理念とする．
(2) 中期経営計画（5年後の具体的な実行計画）	高血圧と脂質異常の社員を30％減少させる．健康教育を年2回実施する．売上げ目標○円/年，真空調理を導入する．
(3) 短年度事業計画（1年分の実行計画であり達成可能な予算編成になるが，中期経営計画の目標数値がベースとなる）	会社の健康管理センターから情報を得て，健康管理状況を分析しメニューに反映する．美味しい食事を提供するとともに売上げ目標を○円とする．健康教育を年1回実施する．

てることが重要である．社員食堂の対象者は誰か，どのようにして対象者を集めるのか，提供する場所はどこにするのか，環境はどうするのか，食事内容や種類，食数，提供する時間帯などの情報収集を行う．食に対するアンケートや会社の健康管理センターと連絡を取り，従業員の食に対する問題点を把握して対策を立てる．さらに提供する金額，食材費，労務費，施設・設備費などを踏まえて事業計画を立て予算を策定することで具体的な目標を設定する．

表 2.19　給食経営管理の目標設定・計画（P）の例

社員食堂の対象者	社員および外来者（年齢：18〜65 歳の男女）
対象者の集め方	ポスターの掲示およびチラシの配布
食事の種類	定食，一品料理（主菜・副菜・付合せ・汁物など），めん類
食事の内容	アンケートや市場調査を実施して料理を開発，季節料理
食堂の場所	社内 A 食堂
開設時間	平日 11 時 00 分〜14 時 30 分
食数	500 食/日
販売代金	500 円/人

● **財務管理の PDCA サイクル**　円滑に経営活動を行うためには目標達成のための計画（Plan）を立て，計画を実行・行動（Do）して，定期的に確認・点検し，計画とその結果を比較するなど分析評価（Check）し，改善向上に必要な措置を見直し（Action・Act）する．Action は最初の Plan の内容を継続するか，修正するか，破棄するかのいずれかであり，次の Plan に結びつける．このらせん状のプロセスを繰り返すことで効率的に維持・向上や継続的な改善活動を推進することができ，このようにステップアップしていくマネジメントの手法が PDCA サイクル（図 2.19）である．財務管理はお金に換算して計画を立てることである．

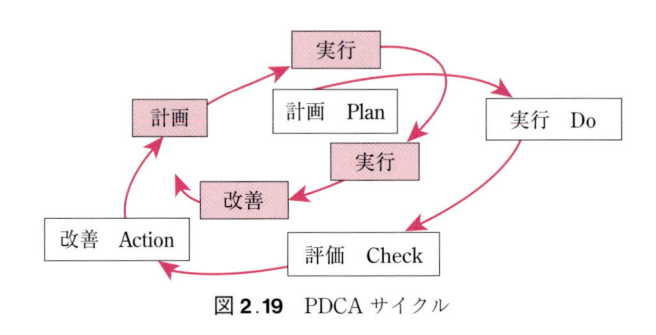

図 2.19　PDCA サイクル

● **販売価格**　図 2.20 に販売価格に含まれる原価の内容を示した．

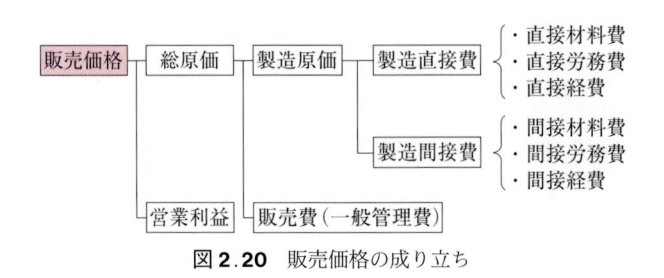

図 2.20　販売価格の成り立ち

● **原価** 製品をつくるために消費される材料費や労務費や経費などを金額に表したもので一般的に製造原価のことである．製品との関わりからみると，直接製造に関わった費用（直接費）と製品を製造するのに直接関わっていない費用，たとえば会社の総務担当の給料など（間接費）に分けられる．

経費は電力・ガス料，水道料，消耗品費，減価償却費，福利厚生費，支払保険料，旅費交通費，租税公課，雑費などをいう．

表2.20 給食における原価の内訳

直接材料費	直接の材料費（食材料など）
直接労務費	給食従業員の給与，時間外手当，通勤手当，賞与，住宅手当など 労務費以外：法定福利費，退職積立金，法定外福利費，教育訓練費，求人広告費
直接経費	光熱水料，調理用品・食器類購入費，減価償却費 諸経費：印刷費，被服費，旅費，通信費，消耗品費，衛生管理費，機器修繕費，事務消耗品費
間接材料費	間接の材料費
間接労務費	管理部人件費負担分
間接経費	諸経費負担金

2.3.2 財務管理のための実行（D）

社員食堂で食事を提供する場合，①献立の作成（表2.21），②材料の購入先の決定および購入（表2.22），③下処理と調理（表2.23），④盛り付けと食事の提供（表2.24），⑤片付け・清掃（表2.25）などの一連の生産工程がある．さらに誰がいつどのような作業をするのかを決定して実行する．

これら①～⑤の仕事を何人の職員で行うのか，勤務時間や作業時間を決定して実施する．ま

表2.21 献立（例）

主　菜	かれいの煮つけ，鶏の唐揚げ，豚肉の生姜焼き，ハンバーグ
副　菜	肉じゃが，野菜サラダ，金平ごぼう，青菜のお浸し，大根おろし
一品料理	カレーライス，天丼，山菜うどん

表2.22 下処理と調理

食品名	業者	備考（単価など）
かれい（切り身）	A鮮魚店	1切れ80 g（1切れ70円）
豚肉（肩ロース肉）生姜焼き用	B精肉店	1枚20 g（1,600円/kg）
キャベツ	C八百屋商店	（120円/kg）
きゅうり	〃	（600円/kg）

表2.23 下処理と調理

献立名	下処理と調理	担当者
かれいの煮つけ	回転がまで調理	煮物担当
豚肉の生姜焼き	オーブンで調理	焼き物担当
野菜サラダ	野菜を切る → 和える	下処理担当 → 和え物担当

表2.24 盛り付けと食事の提供

献立名	盛り付けと食事の提供	担当者
かれいの煮つけ，豚肉の生姜焼き	食堂で対面盛り付け（ウオーマーテーブルを使用）	配膳担当者
野菜サラダ	サラダ鉢に盛り保管庫へ	〃

表2.25 片付けと清掃

作業内容	担当者
食器の洗浄と消毒	食器洗浄担当者
厨房の器具および厨房清掃	下処理と調理担当者
食堂の清掃	配膳担当者

た，食券の販売や材料の仕入れ担当者，労務費や経費など財務に関わる担当者や社員食堂の管理者が必要になる．

2.3.3 財務管理のためのチェック・評価項目（C）

どれくらい売れたか金額でチェックする．評価項目として，①貸借対照表，②損益計算書，③キャッシュフローなどがある．財務管理とは企業における資金の調達とその運用について，計画（P）を立て，運用・実行（D），評価（C），改善（A）する行為であり，企業における財務内容の情報を提供する書類が財務諸表である．

● **会計情報（財務諸表）** 会計はあらゆる経済組織の経済活動を貨幣数量で表し，記録・計算・評価する．当然，目標設定や事業計画と予算管理が一致しないと PDCA サイクルが成り立たない．年次予算は次の1年間で会社が計画通りキャッシュフローを稼ぎ出し，企業価値を高めているかどうかを検証することにある．キャッシュフローが稼げないことがわかれば，事業計画から見直すことになる．このように財務管理では財務計画がウエイトを占めることになる．以下に述べる損益計算書，貸借対照表，キャッシュフロー計算書を財務諸表という．

● **貸借対照表**「貸借対照表は企業の財政状態を明らかにするため，貸借対照日におけるすべての資産・負債および資本を記載し，株主，債権者その他の利害関係者にこれを正しく表示するものでなければならない．」（企業会計原則第三の一）と記載されている．資産（財産の状態）と負債（借りたお金）・純資産（資本・自分のお金）のバランスを示すもので，資産を左側に負債・純資産を右側に記載することによって，対照表示されている．貸借対照表はバランスシート（balance sheet：B/S）ともいわれ，資産と負債の適切なバランスが大切である．平たくいうと「企業がどのようにお金を集め，何に投資しているか」を示している．貸借対照表の表示様式は報告式（表2.26）と勘定式の二つがある．報告式は最初に資産項目を記し，次に負債項目を，その次に資本項目を上から順に記載する様式である．金融商品取引法会計制度ではこの報告式を採用しているが会社法では特に規定はない．勘定式は資産項目を左側に，右側に負債項目と資本項目を記載し，左右の合計金額を一致させて記入する様式である．

I. 資産の部
 1．流動資産：現金および預金，受取手形，売掛金，有価証券，商品および製品，短期貸付金（貸倒引当金），未収入金
 2．固定資産：[有形固定資産] 建物，構築物，車両運搬具，機械器具備品，土地，リース

資産；[無形固定資産] 特許権, 商標権, 借地権, 漁業権, ソフトウェア；[投資その他の資産] 投資有価証券, 長期貸付金, 関係会社出資金
 3. 繰延資産：創立費, 開業費, 開発費
資産合計

II. 負債の部
 1. 流動負債：支払手形, 買掛金, 短期借入金, 未払法人税など, 未払消費税など,
 2. 固定負債：長期借入金, 退職給付引当金,
負債合計

III. 純資産の部
 1. 資本金
 2. 資本余剰金：資本準備金, その他の資本余剰金
 3. 利益余剰金：利益準備金, その他の利益準備金, 積立金
 4. 評価・換算差額など：その他有価証券評価差額金, 土地再評価差額金
純資産合計
負債および純資産合計

表 2.26 貸借対照表の様式（報告式）

平成○年3月31日現在

I. 資産の部	II. 負債の部
1. 流動資産 　　現金および預金 　　受取手形 　　売掛金 　　商品および製品 2. 固定資産 　[有形固定資産] 建物 　　　　　　　　車両運搬具 　　　　　　　　土地 　[無形固定資産] 特許権・利用権 　　　　　　　　ソフトウェア 　[投資その他の資産] 投資有価証券 　　　　　　　　長期貸付金 3. 繰延資産 　　開発費	1. 流動負債 　　買掛金 　　短期借入金 　　未払金 2. 固定負債 　　長期借入金 　　退職給付引当金
	負債合計
	III. 純資産の部
	1. 資本金 2. 資本余剰金 3. 利益余剰金 　（うち当期純利益） 純資産合計
資産合計	負債・純資産合計

● **損益計算書**　「損益計算書は，企業の経営成績を明らかにするため，一会計期間に属するすべての収益とこれに対応するすべての費用とを記載して経常利益を表示し，これに特別損益に属する項目を加減して当期純利益を表示しなければならない。」（企業会計原則第二の一）と規定している。損益計算書は一定期間における経営成績を明らかにするものであり，貸借対照表の利益の内訳（経営成績）を示すものである。損益計算書の表示様式は貸借対照表と同様に報告式（表2.27）と勘定式の二つがある。報告式は最初に売上高を，次に売上原価を記載してその差額を**売上総利益**（粗利益ともいう）として記載する。次に販売費および一般管理費を記

載し，売上総利益から控除した金額を**営業利益**（営業活動を通じての利益）として記載する．次に営業活動に直接関係のない営業外収益と営業外費用を記載して控除した金額を**経常利益**（一般的に利益という/損益分岐点の利益）として記載する．それに特別利益と特別損失を控除して**税引前当期純利益**として記載する．さらに法人税や事業税などを差し引いて**当期純利益**（税引後利益ともいう）として記載する様式である．このように利益を5つに分けて計算する．さらに当期純利益に前期繰越利益を加え，**当期未処分利益**を出す（太字が6種類の利益）．

損益計算書はP/L（profit and loss statement）とも表す．平たくいうと，「企業がどのように利益を上げているか」を示す．

表 2.27 損益計算書の様式（報告式）

平成○年4月1日～平成○年3月31日

```
 I．経常損益の部
     1．営業損益
         営業収益（売上高）
         営業費用（売上原価）
                         売上総利益
         販売費および一般管理費
                         営業利益
     2．営業外損益の部
         営業外収益（受取利息・配当金，不動産賃貸料ほか）
         営業外費用（支払利息，社債発行費償却，雑損）
                         経常利益
 II．特別損益の部
         特別利益（固定資産売却益ほか）
         特別損失（固定資産売却損益，投資有価証券評価損，災害による損失）
 税引前当期純利益（または税引前当期純損失）
 法人税など（法人税，住民税および事業税）
 当期純利益（または当期純損失）
```

●**キャッシュ・フロー計算書** キャッシュ・フロー計算書は，財務諸表の一つであり，企業の1会計期間におけるキャッシュ（現金）とフロー（流れ）の状況を営業活動・投資活動・財務活動の三つの活動に区分して表示するものである．企業活動によって「外部から得られた現金収入」と「外部への現金支出」を差し引いて，実際にやりとりした「現金の収支」を把握し，資金の流れを明らかにすることができる．平たくいうと，「お金の出入り」を示す．

営業活動によるキャッシュ・フロー
- 生産・営業活動など事業活動によって稼得する現金とそれに要する現金コストの収支のこと（商品を5,000円現金で売り上げ，給料と材料の仕入れに3,000円現金で支払った場合，営業キャッシュ・フローは2,000円の黒字）．
- 商品および役務の販売による収入や購入による支出．
- 表示方法には直接法と間接法がある．直接法とは営業収入，原材料または商品の仕入れによる支出など主要な取引ごとに総額表示する方法である．間接法は純利益と営業活動に係るキャッシュ・フローとの関係が明らかになる表示方法である．

投資活動によるキャッシュ・フロー

- 工場建設やトラック購入などの設備投資に要する現金支払いと，有価証券投資の取得や売却に要する現金の収支のこと（トラックを3,000円で購入した場合，投資キャッシュフローは3,000円の赤字）．
- 有形固定資産・無形固定資産の取得による支出と売却による収入．
- 資金の貸付による支出および貸付金の回収による収入．
- 有価証券・投資有価証券の取得による支出と売却による収入．

財務活動によるキャッシュ・フロー

- 資金の調達による現金の収支のこと（借入金を2,000円返済し，社債を発行して5,000円現金収入があった場合，財務キャッシュフローは3,000円の黒字）．
- 株式の発行による収入．
- 自己株式の取得による支出．
- 配当金の支払．
- 社債の発行および借入による収入．
- 社債の償還および借入金の返済による支出．

● **損益分岐点** 損益分岐点分析とは，損益分岐点を把握することにより，業績の変化に対する安全性の判断や企業全体もしくはその一部の事業目標を設定するために用いられる分析方法である．また損益分岐点を算出する過程を通じて費用（原価：Cost）・売上数量（あるいは操業度：Volume）・利益（Profit）の関係を分析することをCVP分析という．損益分岐点とは，一般的には営業利益がゼロになる売上高，すなわち売上高と営業費用（売上原価＋販売費および一般管理費）が等しくなる売上高をいう．つまり損益分岐点より売上高が高ければ利益が生じ，低ければ損失が生ずることになる．損益分岐点と現在の売上高がどれほど離れているかを見ることによって企業の安定性を把握することができる．

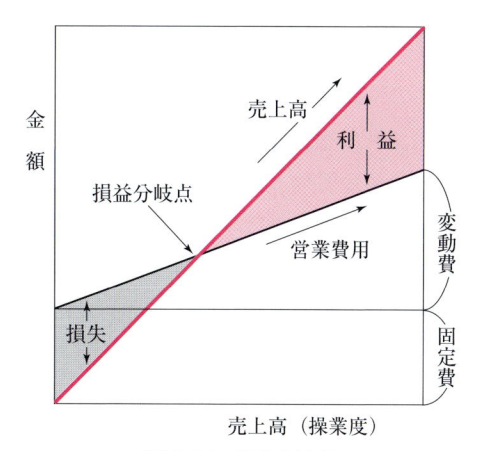

図 2.21 損益分岐点

● **変動費と固定費** 変動費とは販売や生産数に応じて変動する費用であり，売り上げの増減によって変動する．商品の仕入れ，材料費，配達費などである．固定費は販売や生産数に関係なく一定に発生する費用で，売り上げがなくても発生する．役員報酬，固定資産税，支払い利

息，人件費，賃貸料などである．変動費を売上高で割ったものを変動費率といい，売上高に対して変動費の割合を示したものである．

$$損益分岐点＝固定費÷(1－変動費÷売上高)＝固定費÷(1－変動費率)$$

［例］売上高：2000円，変動費：1,500円，固定費：300円，利益：200円

$$損益分岐点＝300÷(1－1,500÷2,000)＝1,200円$$

2.3.4 財務管理のために必要な改善事項（A）

　財務管理のためのチェック・評価項目である損益計算書，貸借対照表，キャッシュ・フロー計算書を読むことで問題点が出てくる．これにより改善項目を見極めることができる．また損益分岐点分析により企業の安定性を把握し改善事項を実施する．

● 損益分岐点の分析（例）

赤字事業計画の見直しは

① 販売計画の見直し：変動比率も固定費も同じで販売金額を増やす．これは容易でない．
② 固定費の見直し：固定費を引き下げる．損益分岐点は左に移動する．
③ 変動比率の見直し：変動費を引き下げる．損益分岐点は左に移動する．
④ いずれも損益分岐点を計画売上の左側にシフトさせることが必要．

コストダウンするためには

① 変動費（材料費，労務費，外注費，現場経費）を下げる．
② 固定費（販売費，一般管理費）を下げる．
③ 社員，事務担当者，現場管理者を問わず多種の仕事ができるようにし，同じ仕事を長く続けさせないことが，人件費の固定費の削減につながる．
④ 現場管理担当者の能力の均質化．
⑤ 無理，無駄，むらをなくす．

2.4 施設・設備管理システム

2.4.1 施設・設備管理のための情報収集と目標設定，計画（P）

　給食施設は，その施設を利用またはその施設に入所・入院している対象者の食事を調理し提供する場所である．食事の生産管理（食材料の搬入，保管，調理，配食・配膳，調理器具・食器類の洗浄，清掃および残菜処理）を行うために種々の機器を配置した作業空間（厨房ともいう）と，対象者が食事を摂る場所に大別できる．

　食事を作る作業空間と食事を摂る場所はいずれも，常に清潔に保たれ安全な食事が提供されなければならない．また，作業担当者が能率的・合理的・有効的に作業を行える施設・設備を整え，維持する必要があり，①給食運営の目標を明確にして，施設・設備の計画を立案する，②HACCPに基づいた衛生管理を実行する，③能率的・合理的・有効的な作業管理を実行するなど，具体化して管理運営することが重要である．

（1）給食運営の目標を明確にした施設・設備の計画

　施設・設備の計画は，給食運営の目標を検討することから始まる．すなわち，①衛生的で安全な食事とはどのような食事か，②対象者に最適な栄養管理と美味しい食事とは，③ゆったり

した気分で食事をとることができる食事環境とは，④快適で安全に作業が行える作業空間とは，など基本的な方針を決定しそれらに基づいて計画を立てる．計画にあたっては，対象者の特性と提供する献立内容（食事形態・食種・料理の種類など），給食の規模（1回，1日に提供する食数），食事時間，配食方法，設置場所，給食に従事する職種と人数，予算，導入機器などに関する情報を収集し検討する．実際の設計にあたっては，専門家である厨房プランナーに給食運営の目標や具体的な献立内容，作業内容と人員・頻度などを伝え，機器の選定やレイアウトを行う．既存の施設を見学して設計の参考にする，あるいは他施設の設計図を参照するなどして，繰り返し検討し具体的に設計していく．今日の給食には対象者個々に対応した栄養管理とサービスの提供，徹底した衛生管理の実施，経営的な側面から健全な財務管理が求められており，これらを実行するための施設・設備を計画する必要がある．

(2) HACCPに基づいた衛生管理

給食施設の衛生管理や作業管理の具体的な方法として温度管理を徹底する．食材や料理を適切な温度で保管するために，冷凍庫・氷温冷蔵庫・冷蔵庫・急速冷却機などを設置する．中心温度を自動測定できる加熱調理機器や，室内の温度・湿度を一定に保つための空調設備を配置する．HACCPの概念に基づく衛生管理要領については，1997年厚生労働省より通知された「大量調理施設衛生管理マニュアル」（2008年6月）に則り，その主旨に沿った衛生管理を行う．

(3) 能率的・合理的・有効的な作業管理

人員・時間・機器具・スペースなど限られたなかで給食作業を行うには，能率的・合理的・有効的な作業管理が必要である．真空調理やクックチル，クックフリーズなど調理方法を精査して，真空調理器・コンベクションオーブン・急速冷却機・冷凍庫などの調理システムを導入する．施設・設備設計の基準としては，①生産管理工程計画に基づき作業が効率的に行えること，②衛生管理面から合理的な構造や機器の配置であること，③安全で快適な作業環境であること，④供食サービスが円滑に行えること，などがある．給食対象者の特性に応じた食事を，どのように調理し，いつ，どのような方法で提供するのか，について明確にした上で，目的にあった施設・設備の設計を行う．

給食施設・設備は食品衛生法に定められており，また，病院，学校など施設ごとの給食施設・設備については関連法規に示されている．さらに建築，消防，電気設備，労働安全衛生，環境関連の法規もあり，これらの法規は給食経営管理上重要なものであり，法改正にも注意しておく必要がある．

2.4.2 施設・設備管理のための実行（D）

(1) レイアウトと構造

厨房は，食材料の搬入→保管→下処理→調理→盛り付け→配膳・供食という作業の流れに沿って設備や調理機器が配置されている．提供される食事を完成するため，食品が調理加工されるそれぞれの段階に応じて作業員が配置されている．献立が複数であり，食材や調理法も異なっていれば，同時に並行して調理作業が行われるため，その作業動線が分断・交差することなく効率的に，かつ安全に作業できるよう機器を配置する必要がある．検収室，下処理室，食器など洗浄室や下膳，残食・厨芥の処理などの作業区域は汚染作業区域として，調理・盛り付

け室など清潔作業区域とは明確に区別するなど衛生管理に留意して設計する．また，食中毒の防止あるいは二次汚染防止のために厨房内はドライシステムを採用し，「汚染作業区域」「準清潔作業区域」「清潔作業区域」に区分してレイアウトする．各作業区域は壁で仕切ることが汚染防止のためには望ましいが，作業効率面から不都合な場合は，床の色を塗り分けたり，ラインを引いたり，機器の配置などで作業区分を区別する．これらは，「大量調理施設衛生管理マニュアル」（最終改正：平成20年6月18日食安発第0618005号）の「施設設備の構造」，「施設設備の管理」に，具体的に示されているのでそれらに従い設計する．

(2) 厨　房

厨房面積は，機器の占有面積×2.0～3.5倍が目安となるが，配置する機器の種類とサイズ，調理システムにより異なる．また，カット野菜，調理加工済み食品の使用，同時作業する員数などによっても適切な面積は異なる．作業スペースの基準（通路の最低の幅）は表2.28のとおりである．

表2.28　作業スペースの基準

	通路最低幅
一人歩きの通路 二人歩きの通路	750 mm 1,000 mm
ワゴンが通る ワゴンが曲がる	（ワゴンの幅×1.5）mm （ワゴンの長さ×1.5）mm
物を持って歩く	（荷物の幅×1.5）mm
火器の前（ガスレンジなど）	1,000 mm
セルフサービスのカウンター前	カフェテリアの場合 1,000 mm 産業給食の場合 2,000 mm

厨房に併設するものとして，事務室，倉庫，食品庫，職員専用更衣室・休憩室・トイレなど，いずれの室も給食経営管理に必要なものであるので，法規に従い設計に加える．

(3) 関連設備

関連設備には，給水・給湯・給蒸，排水，照明，換気，ガス，電気設備がある．

これらは施設が完成した後に変更・追加を行うことはきわめて困難であることから，設計の段階で十分に検討して厨房機器を選び，その使用に対応する設備を組み込んでおく．給湯設備は，厨房および食堂に設備した機器が必要とする温度（40～95℃）と湯量を確保できるものにする．一般的には給水量の1/3～1/2を確保できるようにする．排水設備は，詰まりや逆流を起こさない排水管の太さと傾斜にする．排水中のごみや油を回収することができるグリーストラップは，排水管の詰まりや排水の水質汚濁を防ぐために有効であり，掃除がしやすい位置・構造にする．換気設備には，フード，ダクト，ファン，フィルターなどを設備して，加熱調理に伴う熱，二酸化炭素，蒸気，煙などを速やかに排出する．ガスレンジ，魚焼き器，フライヤーなどは油煙を発生するので，グリースフィルターを用いるとともにフードやダクト内の危険火を感知し，自動消火する装置の設置が望ましい．ガス器具は，不完全な点火装置や立ち消えなどによるガス漏れで事故が発生しないよう，安全装置を搭載したものが望ましい．電気設備は，大量調理機器，冷蔵庫，冷凍庫，洗浄機，ミキサー，フードカッターなどの機器の種類

と配置場所に応じた必要な電気容量を確保する．さらに，厨房は湿度が高く，水がかかる可能性もあるので防水コンセントにして漏電・感電事故が起きないようにする．

●**厨房のレイアウト** 厨房のレイアウト例と作業区分およびおもな調理機器を図2.22に示す．

壁と機器により作業区域を区分し，食材や物品の汚染を防止する．検収室は，食材のみ検収カウンターから受け取る（パスボックス），廊下→前室，前室→検収室・調理室・洗浄室，検収室→下処理室の出入口は非接触型の自動ドアとする．主厨房とは，両面扉の冷蔵庫や食器消毒保管庫により区分し，食材や物品は機器具を介して受け取ることができる．食材は，検収室

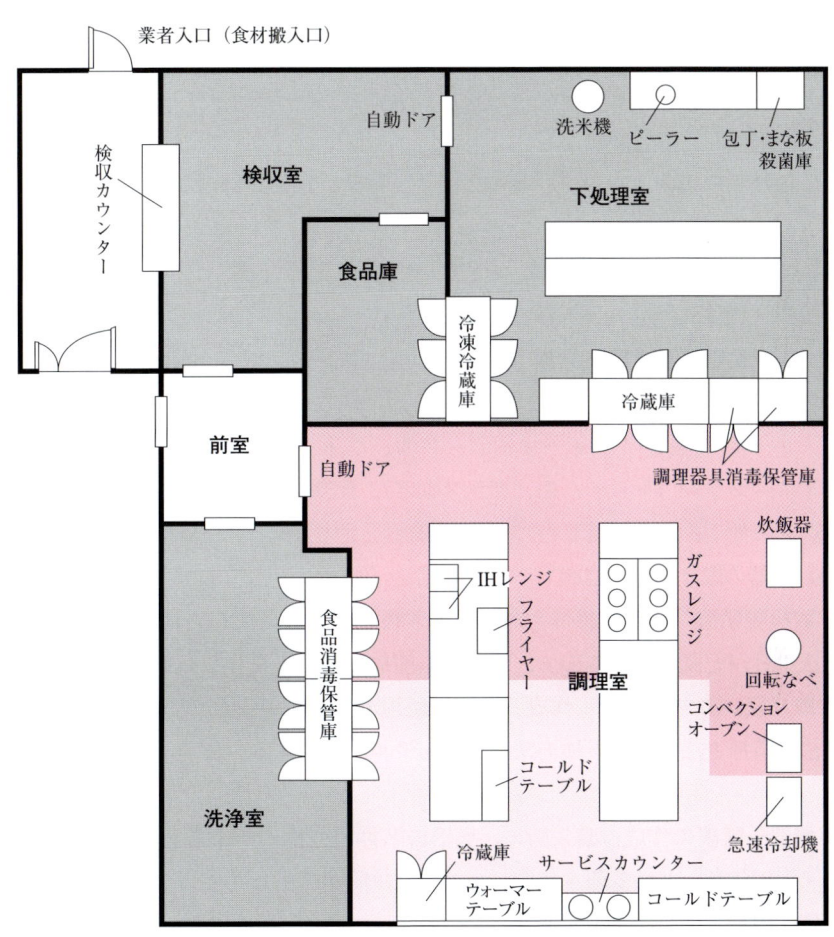

作業区域		作業区分	使用機器
・汚染作業区域	■	搬入・保管	検収台，計量器，ラック，冷凍冷蔵庫
		下処理	シンク，作業台，ピーラー，洗米機，切菜機
		洗浄・消毒	食器洗浄機，消毒保管庫，包丁・まな板殺菌庫
・非汚染作業区域			
準清潔作業区域	■	調理	ガスレンジ，フライヤー，回転なべ，スチームコンベクションオーブン，炊飯器，作業台
清潔作業区域	□	盛り付け・配膳	ウォーマーテーブル，コールドテーブル，盛り付け台，製氷機，ディスペンサー

図 **2.22** 厨房のレイアウト例

→食品庫→下処理室→調理室と作業工程に従って移動し，調理室は作業動線が交差しないよう主要機器を配置し，調理・盛り付けした料理は温度と時間を管理してサービスカウンターで利用者に提供する．

(4) 調理機器・機器点検

調理機器は，厨房面積，食数，献立，作業人員，供食・配食の方法などを考慮して，適した機種・サイズを選ぶ．機器類は容量や機能に種々のタイプがあるため，カタログによる情報だけでなくメーカーのショールームや展示会，あるいは実際に使用している施設見学などから情報を収集することが大切である．機器・作業台・収納棚などの高さや奥行きは，職員の体格や体力も考慮して決定する．

① 下処理用機器：ピーラー（球根皮むき器），フードカッター，フードミキサー，合成調理器，洗米機，真空包装機など

② 加熱調理機器：レンジ（熱源：ガス，電気，電磁），回転鍋，炊飯器，スチームコンベクションオーブン，フライヤーなど．

③ 低温機器：冷凍・冷蔵庫，氷温冷蔵庫，急速冷却機，コールドテーブル，検食用冷凍庫（−20℃以下）など．

④ 洗浄消毒器：食器洗浄機（ボックス型，コンベア型），消毒保管庫，包丁・まな板殺菌庫など．

⑤ サービス機器：ウォーマーテーブル，ウォーマーカート（飯，スープ，フードなど），ディスペンサー（トレイ，皿，グラスなど），配膳車（冷温配膳車），温蔵庫など．

⑥ その他：シンク（流し台），調理作業台，戸棚，パンラック，移動台など．

(5) 機器の取り扱いと点検

●**取扱説明書** 機器に添付されている取扱説明書には使用方法・手入れ方法・故障時の対応方法などが記載してあるので，使用開始前に熟読し紛失しないように保管する．

●**取り扱いのマニュアル作成** 機器を使用する誰もが安全に正確に使用できるように，使用方法や清掃方法・保守点検方法のマニュアルを作成する．マニュアルは見やすい場所に掲示するとよい．

●**機器一覧表の作成** 購入時に，機器の名称・型番・サイズ・メーカー名・購入年月日・価格・耐用年数などの情報を集約しておく．故障が発生した場合には，発生年月日・故障の状態・修理内容・費用などを記録する．

●**定期点検のスケジュール化** 年間・月間・週間の業務計画に定期点検を組み込み，故障や事故を未然に防いで安全な作業が行えるようにする．

① 点検マニュアルと点検表を作成する．

② 日々使用した機器の清掃と点検には，当日の業務計画に所要時間を確保し必要人員を配置する．

③ 毎日終業時に点検マニュアルに従って点検を行い，点検表に点検結果・点検時間・点検者名を記録する．

④ 機器の取り扱い説明書に記載されている日常の点検と保守の方法に従って，定期的な点検（年間・月間・週間の区別）を実施しその内容を記録する．

(6) 食　器

　給食に使用する食器は，洗浄・消毒・保管・運搬などの作業条件や価格のみならず，対象者が食事を美味しく食べるための重要な要件であることに留意して選ぶ．

　① 食器は，材質・機能・デザイン・価格などや必要個数，収納スペースを考慮し，提供する料理を盛り付けるのにふさわしいものを選ぶ．

　② トレイに献立1食分の食器類と箸などを配置して，材質による触感の差異・重量・大きさ・色・形を比較するなどより具体的に評価する．

　③ 材質によって食器の取り扱いに違いがあるので，材質を知って使用する．

　④ 自助食器には，食物がすくいやすいように底が傾斜したスープ皿，裏面にゴムを付けて動かないようにしたもの，持ちやすい形のスプーンやフォークなど食事がしやすいように考案されている．実物を試用して採用を決定する．

　⑤ 食器類は，破損・紛失・退色による使用中止などにより必要数が不足しないように，定期的に使用可能な数を確認し定数管理を行う．破損・紛失・使用中止とした食器の種類と数はその都度記録し，計画的に補充する．

(7) 食事環境

　特定給食施設の食事について，栄養管理・衛生管理が行き届いた食事であることに加えて，快適でくつろげる空間・落ち着いてゆったり食事が楽しめる環境が求められるようになってきた．心地よい食事環境は喫食率を高め，対象者に安心感や満足感をもたらすことができる．

　食堂は展望のよい，明るい部屋で，対象者が利用しやすい広さとレイアウトにする．出入り口・通路・手洗いは車椅子の使用も考慮し，バリアフリー設計が必要な場合もある．

　① 食堂の面積は1人1 m^2 以上，通路とテーブルを加味すると2.0 m^2 前後が望ましい．

　② 必要床面積は，総利用者数と回転数から算出する．

　③ 対象者の年齢・健康状態などを考慮して，テーブルの広さ・高さ・配置，椅子の形状・高さを決める．

　④ 空調・換気をよくし，原則として食堂内は禁煙とする．

2.4.3　施設・設備管理のためのチェック・評価項目（C）

　給食施設を長期間にわたり安全に使用するためには，保守管理は不可欠である．不十分な保守管理では衛生管理・安全管理の質を維持することが困難となり，その結果事故の発生につながり，また機器の耐用年数にも影響を与えることから，次の事項について留意する．

　① 施設・設備は定期的に点検・修理を行う．

　② 施設・設備に対するそれぞれの業者と保守契約を結び，職員と業者それぞれが担当する点検事項を明らかにして管理する．

　③ 保守管理担当者を配置して定期点検を常態化し，点検・修理の日時・内容などを記録する．

　④ 職員全員が，取り扱いマニュアルに従い機器を使用・清掃・点検できるよう教育するとともに，実施状況を把握する．

　日々の業務日誌，定期点検の実施状況と内容から，施設・設備管理のための業務が計画的に行われて，目標とした給食が提供できているかどうか評価する．また，職員各自の施設・設備

に対する衛生管理や安全管理について理解度や実践度を把握し，職員が主体的に取り組むことができる教育と動機付けがなされているか評価する．

2.4.4 施設・設備管理のために必要な改善事項（A）

施設・設備を，衛生的に安全に効率的に使用するためには，職員の知識・技術の習得の程度，仕事に対する主体性・責任感の醸成と意識付け，チームワークの確立などの到達レベルを把握することが重要であり，日常業務を機械的に，無意識に行うようにしないよう適切に管理する必要がある．給食経営管理者には，施設・設備管理が給食の目標を達成するための必要不可欠な管理事項であることを共有できる組織づくりと部門運営が求められる．

2.5 情報管理システム

情報社会の現在，われわれはテレビ，ラジオ，新聞，雑誌などのマスメディアによって，社会・政治・経済・文化など国内外の最新情報を得ている．これらの情報は，表2.29に示すとおり，新聞の紙面や検索サイトの画面において，国内の主要なニュース，政治，経済，文化，スポーツ，社会，国際ニュースなどのほか，地域における生活に直結した情報についても多く発信されている．1日に起こったさまざまな出来事が短時間のうちに情報として得ることができ，居ながらにして世界との即時性，同一性を感じさせられる．これらの情報は，IT（information technology）機器のハード面，ソフト面の相互の発展的開発によって，また，必要な情報の種類にかかわらず行われ，情報の収集は必要に応じて24時間，随時可能である．また，バーチャル・リアリティ（同一性・即時性）も通信技術の一端として広く受入れられており，大量の情報をどのように活用するのかは，受け手の能力，関心度の強さしだいである．

現代社会にあっては，ほとんどの企業体，業種においてIT化は欠くことのできない手法・手段となっており，管理栄養士・栄養士が行う栄養管理業務の運営や栄養食事指導なども例外ではなくなっている．特に，健康を維持・増進していくための医療，食品，栄養に関する情報

表2.29 インターネット情報の種類

メインメニュー	カテゴリー
トップニュース	下記のカテゴリーの中で非常に関心のあるニュース
ニュース	社会，ビジネス，政治，国際，文化，サイエンス，社説，コラム，天気，動画，タウンなど
スポーツ	野球，サッカー，ゴルフ，アメフト，ラグビー，相撲，レーシング，ウインター，格闘技，一般，コラムなど
エンタテインメント	書籍，映画・音楽・芸能，舞台，囲碁，将棋など
ライフ	住まい，就職・転職，食と料理，ファッション，医療・健康，マイカー，教育，トラベル，環境など
ショッピング	パソコン・カメラ，家電・オーディオ，フード・ドリンク，生活・インテリア，ファッション，ヘルス・ビューティ，スポーツ，ミュージック，DVD・ブルーレイ，ゲーム・ホビー・おもちゃ，ベビー・キッズ・マタニティ，書籍など
トピックス	上記カテゴリーの中にある話題性の高い題目

を正確に伝達し，正しく理解させていくことは，健康な生活にとって非常に重要であり，これらは厳重な精度管理のもと，正しい知識の啓発を行うことが求められる．管理栄養士・栄養士が修得した知識や技術は，利用者の健康に対する関心度あるいは健康の回復のため，利用者の知識度や理解度に合わせた栄養教育に用いられ，その教育の成果は日常生活に取り入れられているかによって評価される．すなわち，実践教育である．これらの技法の開発は需要に応じて進化し，各種情報機器はさらに精度を高めていくことから，これらのIT機器を縦横に使いこなしていく能力が求められる．

2.5.1 情報管理のための情報収集と目標設定，計画（P）

(1) 法令の変更

　健康増進法（平成14年8月2日法律第103号）および健康増進法施行規則（平成15年4月30日厚生労働省令第86号）に定められた「特定給食施設」の栄養管理基準は，「利用者の身体の状況，栄養状態，生活習慣などを定期的に把握し，これらに基づき，適当な熱量および栄養素の量を満たす食事の提供に努め，品質管理（提供する食事の量と質について計画を立て(P)，その計画どおりに調理および提供（D）が行われたか評価（C）を行い，その評価に基づき，食事の品質を改善（A）することをいう）を行うよう務めること，…（以下略）」である．このことは，管理栄養士が行う業務が，栄養ケアと栄養マネジメントであることを明確に示すとともに，利用者の健康の保持あるいは増進にとって必要な栄養管理の方法を示しているのである．すなわち，適切な食事を提供するために必要とされる情報を十分量収集することによって栄養管理を行う必要がある．

(2) 栄養管理に必要な情報

　特定給食施設などにおける栄養管理基準の運用にあたっては，利用者の身体の状況，栄養の状態，生活習慣などを定期的に把握し，これらの情報に基づいて，適切なエネルギー，栄養素の量を満たす食事の提供に努め，品質管理を行うことが求められている．対象となっている集団や個人の性，年齢，身体状況，活動度，栄養状態，地域性，生活環境，社会環境あるいは健康度（疾病や傷病の重傷度）など，それぞれの必要度に応じて合目的的に収集することが必要である．栄養管理に必要な情報は表2.30に示すとおりである．

表2.30　栄養管理に必要な情報

区　分	情　報　の　種　類
利用者の属性	住所，氏名，性，年齢，職業など
体格	身長，体重，腹囲，上腕周囲長，上腕三頭筋皮下脂肪厚，肩甲骨下部皮下脂肪厚など
生活活動度（生活状況）	食事摂取基準2010年版，1日の平均的な過ごし方（タイムスタディ），運動歴，地域，生活環境，社会環境など
栄養状態	臨床診査（問診，視診，聴診，触診），血液生化学検査，尿検査，X線検査，CT，MRIなど
食事摂取状況	摂取栄養量，食品群別摂取量，嗜好，偏食，過食，少食，調理法，食品選択，食品使用量など
身体状況	健康度（疾病や傷病の重傷度），医療費，肥満度，食欲の有無，咀嚼・嚥下状態，下痢・便秘，身体活動状況（四肢の障害）など

(3) 栄養（食事）摂取に関する情報

　利用者が1日あたり必要とする栄養量は健康度によって異なっているが，健常人では，表2.30に示す属性，体格，生活活動度から算出する．また，傷病者に対しては，栄養状態，食事摂取状況あるいは身体状況を勘案し，傷病の重症度に応じた栄養量を算出する．特定給食施設にあっては，施設の特長あるいは利用者の特性などにより，あらかじめ必要な栄養素やその量が設定されている場合が多く，その中から，利用者（健常人，傷病者，成長発育期，成人，高齢者など）の健康度に応じて選択する．1日に必要な栄養量は，性，年齢，体格，生活活動強度，病状などを勘案して算出する．具体的には，身長，体重から標準体重を算出し，これに体重当たりの代謝基準値を乗じて，1日あたりの必要量としている．計算式は，次に示す日本人の食事摂取基準2010年版の推定エネルギー必要量の算出式を用いる．

$$\text{推定エネルギー必要量（kcal/日）} = \text{基礎代謝量（kcal/日）} \times \text{身体活動レベル}$$
$$\text{たんぱく質必要量（g/kg体重/日）} = \text{窒素平衡維持量} \div \text{消化・吸収率} = 0.74$$
（窒素平衡維持量は0.67 g/kg体重/日，消化・吸収率は90%）

　このように利用者の推定エネルギー量やたんぱく質必要量を算出（脂質，炭水化物はエネルギー比率（P：F：C＝15：25：60）により算出）して，過不足のない栄養素量の範囲を利用者の性，年齢などに応じて設定し，栄養管理委員会などにおいて協議し承認を得る．これが病院や福祉施設などで用いられている「食事箋（食事規約など）」に規定されている「一般食」である．同様に，治療食については学会などで定められている食事療法基準に従って，栄養管理基準が定められている．この栄養素摂取基準に基づいて日々の献立が計画（P）され，調理・加工し提供されている（D）．利用者数と提供された食事の献立あるいは購入された食材料の数量から旬間あるいは月間の栄養出納表を作成し，栄養素摂取の過不足や食品群別の使用量，あるいは価格などについて検討（C）し，改善すべき内容を盛り込んだ献立を翌々月の献立計画に反映させる（A）のである．

(4) 献立の計画（P）

　献立は，集団や個人あるいは健康度が異なっていても，それぞれに設定された栄養補給量を充足するよう日々作成されているが，献立作成の条件は，表2.31に示すとおり利用者の特性によってさまざまである．現在では，各施設において利用者に対する栄養管理基準（治療食を含めた食事箋）が作成されているが，本来は，性，年齢，体格あるいは健康度が異なっている個人あるいは集団に対して食事を提供するのであるから，はじめから食品構成表が存在しているわけではない．当該地域あるいは施設には，どのような属性，体格，生活活動度，栄養状態，食事摂取状況あるいは身体状況などさまざまな要因をもった人々が利用しているのかという情報を収集する必要がある．すなわち，食事を提供するにあたって利用する人々の全体的な特性を把握しなければならない．また，提供される食事は，朝，昼，夕食にどのように配分し，昼，夕食の主菜にはどんな食材料を用いるのか，その調理法は何か，どの程度の頻度で提供するのか，副菜はどのような料理を組み合わせるのが，利用者にとって最善か，これらの情報を十分に咀嚼したうえで献立を作成する必要がある．

　献立は立案した段階では計画書であり，利用者や食材料の調達状況，作業体制や作業管理などによって実施が可能であるか確認することで作業指示書になるものである．献立の栄養価の

表 2.31 献立作成の条件

区分	条件
健常者	必要栄養量，3食の配分，性，年齢，食欲，嗜好，季節，調味，色彩，調理法，調理時間，調理機器・器具の種類と性能，調理技能，喫食環境，食文化（地域特性），食様式など
学童・生徒	健常者の条件に加えて，栄養教育，食育，地域振興（地産地消）
傷病者	健常者の条件に加えて，食事療法および食形態の段階摂取に伴う食品の使用あるいは調理法の制約または制限
高齢者	健常者の条件に加えて，味覚・口腔・咀嚼・嚥下障害，消化吸収能力の低下による食品の使用あるいは調理法の制約・制限

算出，食事の調製に必要な食材料の確保，調理・加工，配膳，喫食などに必要な器材あるいはそれらを円滑に運用するための管理費や経費，光熱水料などのほか食材料費，人件費，施設・設備の維持管理費など食事の調製に係る直接的な費用あるいは間接的な費用も含めた情報管理が必要である．

(5) 食材料の情報管理（P）

　特定給食施設において使用する食材料は，米（米穀業），パン類（製パン業），いも類，野菜，果物は青果業，生鮮魚介類は鮮魚業など，精肉や精肉加工製品は精肉業，味噌，醬油，各種缶詰類は乾物業から購入しており，大きく生鮮食品と在庫食品に分けられている．食品の流通は，生産地から消費地の市場に出荷され，「せり」を経て卸売り価格が決定され，卸業者から小売り業者へと流通し末端価格が決定されている．食料の生産は，国内外の産地の気象状況によって大きく左右されることから，干ばつや洪水など天候不順による農作物の収穫や家畜の成長・発育などへの影響は，多くの食料を海外に依存しているわが国にとって大いに関心のあるところである．また，国際的な分業により，現地生産されている食料については，基準量を超える農薬の使用や添加物，保存料など食品衛生上の問題も指摘されている．

　一方，生産者である第一次産業の農林漁業者についても，高齢化や後継者不足などから食料生産そのものについても情報の収集は不可欠となっている．献立表が確定された段階で，当該日に提供すべき食数を把握し，必要な食品の購入を行う．食品の購入単価については，施設の設置主体によって契約方式も異なっており，それぞれの特長がみられる．一般的な競争入札においては，当該契約期間に使用する食品の種類と量を日別に示すとともに総量を明らかにして入札を行い，単価を決定している．また，信用取引により日々の単価を決めている施設については，同一食品でも日々の単価が異なっているので，食品ごとの単価情報を日別に収集しなければならない．食品の単価情報は，献立表の食材料原価の算出や日々使用した食材料費の集計表において活用され，翌々月以降の献立の予定価格の作成や食品群別の価格動向の資料としても利用できる．表2.32に食材料購入に関する事務管理帳票とその概略を示す．これらの帳票によって，現在の給食材料費の使用金額や食材料の購入実態，予算の使用状況，日々の給食数の動向を把握することができ，今後の献立作成など栄養補給計画の資料として活用することができる．

表 2.32 食材料購入に関する事務管理帳票とその概略

帳票名	概略
予定献立表	指定した期間の献立表を，朝，昼，夕食別に栄養量を計算したリスト．月間平均給与栄養量も併せて出力する．
使用量予定表	契約期間の予定献立表から1人あたり使用量を算出し，予定食数を乗じ総使用量とする．食品別，使用日別に算出する．
発注書	日々の食材料を業者に発注するための帳票．献立表の純使用量と廃棄率から1人あたり使用量を算出し，それに予定食数を乗じて総使用量を算出する．これを業者別，食種別に分類したもの．生鮮食品の発注は，原則として使用日の前々日とし，土日・祝日など発注日，納品日，使用日を変更する場合がある．発注の最大期間は14日間とする．
発注品目総括表	契約業者ごとに，品目，数量を食種別に分類したもので，検収時に用いる．
在庫出庫指示表	日々の食材料のうち在庫食品を出庫するための帳票．献立表の純使用量と廃棄率から1人あたり使用量を算出し，それに予定食数を乗じて総使用量を算出する．これを食種別に分類したもの．
在庫受払簿	在庫食品について，当該月の入出庫状況を食品別に出力したもの．食品の単価は最新単価で処理する後入先出法である．食品は先入先出法により出庫する．
給食材料現品納入簿	実際に納品された生鮮食材料および在庫食品など検収で確認した数量に基づき，使用日，食種別に数量，単価，合計金額を一覧表としたもの．
食材料使用時間一覧表	献立表に基づいて，材料の使用時間（朝，昼，夕食）別に使用量を出力し，納品材料の仕訳，下処理作業などに利用する．
受領書	食材料の納品確定後に，契約業者，品名，単価および数量を食種別に出力したもの．
給食材料消費日計表	食材料を食種別，食品群別に使用数量，金額を算出し，これを日単位の食種別給食数で除し，1人あたりの材料単価を把握するもの．
食種別給食数表	食事オーダに基づいて日単位で分類集計した食種別の給食数表で，集計の優先順位は，①特別食加算，②特別食非加算，③全粥食，④軟飯軟菜食，⑤エネルギー制限食，⑥常食の順に定められている．
栄養出納表	献立表に使用している食品を食品群別に，純使用量，各種栄養素量を算出し，当該期間の日単位の食数で除し，1人あたりの純使用量および加重平均栄養量を算出する．
品目別納品額累計	食品別の月間納品数量を算出し，契約単価を乗じて納品額の累計を把握する．
食品別使用量（実績）	当該期間の食品別使用量の実績を，生鮮食品と在庫食品別に算出する．1ヶ月，3ヶ月，6ヶ月，1年を期間として，次期の契約または次年度の単価契約の参考資料とする．
在庫量リスト	食品別に最新の在庫数量を確認するリスト．定期的に出力し，在庫量の確認と購入契約の参考とする．
基本献立原価計算表	当該期間の予定献立表に基づいて食品ごとの最新単価で原価計算を行う．見積書の交付時期と新単価を入力した後の2回行うことで，事前に使用金額が推定できる．
食品成分マスター単価変動歴	食品ごとの契約単価は最新単価を優先しているが，価格の動向を知るために過去の契約単価を数回保持する．
業者別契約リスト	当該期間の契約品目について，最新単価を業者別に確認する．
業者マスター一覧	契約区分別の業者名，住所，連絡先などの一覧表．
入出庫マスター月次リスト	当該月の生鮮，在庫食品の入出庫状況を把握する．食品のもつ最新単価の日付，業者別に出力する．
献立マスター，献立カードマスター	食種別献立表，献立カードを日別，時間別，五十音別に出力する．
食品成分マスター	一般成分，微量成分，脂肪酸，アミノ酸など食品の成分別，あるいは業者，単価，契約期間，在庫区分などの会計情報を食品コード順，食品名順，食品群別順などに出力する．

2.5.2 情報管理のための実行（D）

（1）情報技術（IT：information technology）の効率的活用

高度情報社会の今日，通信技術の発達はめざましく，モバイルパソコン，携帯電話，ハイビジョンテレビ，デジタルビデオ，デジタルカメラなど多くのIT機器が日常的に使われている．これらの機能は，利用者の複雑で高度な要求に応えて，ますます便利な機器としてなくてはならないものとなっている．専用のメディアで自分だけの番組を自由な時間に楽しむ，というニーズにも十分応えられる専用チャンネルで，多種多様な番組が提供される時代でもある．また，官公庁，学校，企業のホームページだけでなく私的なブログも非常に多く，有害な情報も含めインターネットの利用は避けて通れない今日である．このように個人が必要とする情報は，身の回りに数多く存在しており，受け手側がそれをいかに利用するのかという状況である．大量の情報を管理する最適な方法としてコンピュータを利用したシステムの構築は不可欠であり，そこで得られた情報をより精度の高いものとして管理することも必要である．たとえば，献立については，料理の組合せ，使用食品，調理方法，含有栄養素の特性，あるいは食品の調達方法，予定価格にいたるまで，すべての過程をシミュレーションによって疑似体験でき，また，それぞれの過程において必要とする情報を自由に検索することも可能である．このような媒体を利用することにより，食事療法の実施状況や疾病の治療状況など，患者の病態・病状に合わせた栄養教育の実施に反映することもできる．

従来，情報の伝達は所定の様式に必要事項を記載するという帳票によって行われおり，栄養業務には多くの帳票が常備されていた．これら多くの帳票は電子媒体として，帳票から電波に形を変えて情報の伝達や収集が行われ，職種のセキュリティの範囲内で，いつでも，どの部署でも，誰でもが検索することができ，自己研鑽や業務の改善など幅広く活用することが可能である．一方，情報の発生・伝達は，常に事業所内や部門内に限られているわけではなく，地域や関連職域，行政，教育現場など広範囲に及んでおり，これらの情報についても必要に応じて収集，的確に判断，処理しなければならない．さらに，特定の地域内で発生する情報を互いに利用できるシステムの構築（LAN：local area network）も行われている．これらの機能を活用することにより，地域各所で発生する情報を送受信できるなどの利点も多いが，利用者のプライバシーなど個人情報の保護のため秘匿する必要がある情報については，部門別に，あるいは個別，データ別にセキュリティを設けるなど安心・安全な情報管理を徹底する必要がある．このことから業務として常に正確な情報の把握に努め，日々の献立や食事内容，摂取状況，病状や病態などの改善に役立てるとともに，食習慣の改善に必要な情報を分類・整理し，チーム医療に活用できるようIT技術の特長を十分に理解して栄養業務に活用することが必要である．そのためにはコンピュータやアプリケーションソフトの特長を十分に理解して栄養業務に活用する能力が求められる．

（2）事務（管理・栄養管理・食材料関係・食数関係）

栄養部門における事務管理は，食事の提供に伴って発生する事務と医療業務としての栄養食事指導に関する事務に大別される．栄養部門が独立している場合には，食事の調製に必要な食材料の調達に係る事務，食事の調製に係る事務，患者サービスに係る事務，施設・設備の維持管理に必要な事務，従業員や施設・設備の衛生に係る事務および管理栄養士・栄養士，調理師

・調理員，事務職員など常勤者やパート・アルバイト従業員の勤務内容，時間，配置，処遇や給与に関する事務，部門の収益に関する事務などに分類される．これらの事務は，それぞれが単独に存在するのではなく，互いに関連していることから有機的に機能させることが必要である．特に，特定給食施設が行うべき栄養管理に関する事務や健康保険法などに規定されている栄養管理に関する事務，喫食者の栄養管理・食事サービスの提供なども，利用者のアメニティの向上やQOLの維持にとって不可欠な事務である．事務管理帳票は，部門業務に必要な情報を一つの様式にまとめたもので，現在の状況を把握するとともに将来の計画立案などに有効利用できるものである．

給食施設は規模の大小にかかわらず，利用者の適切な栄養管理を行うという目的をもった組織であり，その主旨に沿った運営形態を整備している．一方で，健康増進法に基づく特定給食施設として各種の報告書を作成し，提供した食事（栄養）の実態を報告する義務も果たさなければならない．このような事務的性格をもっている帳票として，栄養・食事管理に関する事務には，栄養補給量に関する帳票（献立表，栄養出納表（旬間，月間），加重平均栄養量，食品構成表など）があり，食事の調製に関する帳票（食材料の発注書・検収簿，在庫品出庫伝票，食糧現品納入簿（納品伝票），食材料消費日計表，請求書，在庫品受払簿など）のほか，組織としての運営管理のため，所要の経費，人件費，光熱水料など，施設・設備の維持管理に必要な直接的・間接的な経費も含めた事務管理が必要である．表2.33に栄養部門における経理区分を示す．

表2.33　栄養部門における経理区分

食材料費		利用者の喫食に必要な食品の購入費用
労務費		責任者，管理栄養士，栄養士，調理師，調理員，事務員，パート・アルバイターなど
直接管理費	保健衛生費	健康診断，検便，被服費，クリーニング費，医薬品費など
	現場経費	通信・運搬費，交通費，事務費など 雑費
	その他経費	光熱水料，コンピュータ賃借料など

注：業務を委託している場合には，間接管理費（本社管理費，営業利益）が必要となる．

利用者サービスのため複数メニューによる食事の提供や食堂・食卓など食環境の整備も行われており，そのほか理論上の栄養補給量ではなく，実際に摂取した食事量に基づいた摂取栄養量の把握が必要である．いつ，どこで，誰が，誰に，なんのために，どんな食事を，どのように（6W1H）摂食しているのか，利用者ごとに記録することも重要な事務である．これらの帳票類は，ある集団を単位として栄養管理を行う場合には非常に有用な方法であり，個人の栄養状態の把握には，個別の栄養摂取量の把握と栄養状態，身体状況を個人カルテによって管理する．このように，栄養管理帳票がどのような目的をもち，日常業務において関連している用務との関係を理解するとともに，これらの帳票を作成できる能力を身につけることが必要である．

(3) 栄養指導・栄養指導報告書関係

医学・医療の進歩に伴って疾病構造は大きく変化し，治療の基準や方法が病状，病態などの身体的なものから精神的なものへと複雑化・高度化している．生活習慣病の増加や急性期疾患など個別の医療管理の必要性はますます高くなっており，療養環境やQOLなどの重要性が論

じられている．傷病者を発生源とした医療情報は，その受診歴，既往歴，現病歴，診断，検査，投薬，注射，処置の内容などで日々大量に発生している．栄養管理業務において必要としている情報には，利用者の性，年齢，職業，住所などのプロフィールや傷病名，合併症の有無，処置，検査結果，投薬，注射，入退院状況，転科転室，手術や検査の日程などがある．また，提供できる情報としては，必要栄養量，指示栄養量，栄養補給量，摂取栄養量，栄養評価のための検査結果や身体状況，栄養食事指導による行動変容段階，POSによる記述などがあげられる．多くの情報は，カルテに記載されているが，それぞれの医療職種によってセキュリティが設けられており，自由に閲覧できるわけではない．最近では，病院におけるカルテの管理は電子カルテ方式へと移り，また，多職種によるチーム医療が浸透し，専門的に管理されていることをみても情報の分類や整理の重要性がわかる．

入院時には，個人の身体的な情報だけではなく，食歴，食習慣，慣習，嗜好，食事摂取状況など直接食事摂取に関係する情報や社会生活習慣，社会的な地位，役割など日常生活や仕事も含めた間接的な情報についても情報が収集されている．特に，慢性疾患罹患者では，疾病に対する知識や治療手段に対する正しい認識を必要とするだけではなく，療養技術の習得についても重要な因子であることから，日常の食習慣や食行動に関する情報も必要である．収集した個人情報は，種類別に分類・整理し，栄養部門で必要としている情報と栄養指導にとって必要なものに分けて管理することが重要である．日々提供された食事の摂取栄養量を把握することは，疾病の治癒・回復あるいは健康の指標として非常に大切な情報であり，少なくともエネルギー量および，たんぱく質，脂質，糖質の3大栄養素に限らず，カルシウム，鉄，ナトリウムなどのミネラル類，水溶性ビタミンや脂溶性ビタミン，アミノ酸や脂肪酸の摂取量などについても詳細なデータの把握が必要である．また，個人の医療データを収集し，疾病別，療養別，行動変容段階別など，収集した情報の分析や分類，整理なども大切な情報管理であり，治療栄養の提供や栄養状態の改善を評価するためにも不可欠である．

(4) 給食の情報

給食とは，特定多数の集団を対象として継続的に食事を提供することであり，不特定多数の人々を対象としているレストランや食堂などの飲食店やホテル，旅館などの宿泊施設などは営業施設として区別されている．給食は，1日に1食が提供されている施設から1日3食提供されている施設までいくつかの提供方法がとられているが，利用者に対する適切な栄養管理を目的としているところが営業施設との大きな相違である．給食施設は，利用者，給食回数，給食形態，調理方式，配膳方法および運営形態によって，その目的や運営方法が異なっていることから，必要とする情報はそれぞれの施設にとって特長的である．学校，病院，介護老人保健施設，老人福祉施設，児童福祉施設，社会福祉施設，矯正施設，自衛隊などそれぞれの利用者が必要とする情報は一律ではない．

体格・体位の向上や正しい食育の醸成，治療としての食事療法や健康回復のための食事摂取，日常の生活や労働のための食事あるいは体力の保持や強い肉体管理などに必要な栄養・健康情報の収集と適切な時期における情報提供である．専門的な知識によって獲得した情報をよりわかりやすく解説し，利用者の立場にたった情報として提供しなければならない．

最近では，利用者に対する食事サービスの充実やアメニティの拡大など，QOLの向上に積

極的に関与することが求められており，複数メニューによる食事の提供，食堂の整備など食環境も含めた個別栄養管理が行われている．給食は，利用者にとって望ましい食生活の確立，健康的なライフスタイルの確立，個別の栄養必要量の明示，疾病予防のための食事摂取など健康情報を活用して提供している．また，健康診断（血液や尿検査）のデータや問診などから利用者の喫食状況，生活活動強度，栄養素の体内代謝や消化吸収能力，身体状況を把握して食生活の改善に資するとともに，食品や料理の栄養的特長，適切な調理法の開発など食事に関する啓発活動を行う．そのほか，食材の生産や消費，流通に関する情報や地産地消など地域特性に関する情報あるいは望ましいライフスタイル情報についても提供するなど，給食の情報は，成長・発育，健康の維持増進あるいは疾病の予防，治癒・回復など健康意識を高めるという目的を果たすことに役立つものである．

2.5.3　情報管理のためのチェック・評価項目（C）

（1）栄養（食事）摂取に関する情報の分析・評価

　栄養摂取状況を評価するためには，体重，上腕周囲長，上腕三頭筋皮下脂肪厚，腹囲などの測定，顔色，肌の色・艶・張り，血色などの視診，食欲の有無などの問診，血液や尿検査のデータを用いるが，いずれも長期にわたって実施した場合の評価である．健康診断や社内検診などで測定された検査データを基準値と比較することや時系列に整理することにより利用者の健康状態を把握することが可能である．食事の栄養価は個別に，あるいは食種別に算出され，栄養基準に対する充足率によって評価するとともに，利用者の喫食状況を管理することにより実摂取栄養量を算出する．この実摂取栄養量と給与栄養量とを比較検討することは，利用者の健康度（健康の維持・増進や疾病の治癒・回復）との関係を知る上で非常に重要な因子である．エネルギー量および，たんぱく質，脂質，糖質の3大栄養素，ミネラル類（Ca，Fe，Na，K，Zn，Cu，P，Mgなど）やビタミン類（水溶性ビタミン：ビタミンB_1，B_2，B_6，ナイアシン，B_{12}，葉酸，ビオチン，パントテン酸，ビタミンC，脂溶性ビタミン：ビタミンA，D，E，K）あるいはアミノ酸や脂肪酸についても必要に応じて算出し，血液生化学検査や尿検査のデータ（栄養評価に用いられる総たんぱく質や血清アルブミンなど）により評価する．

　従来，特定給食施設における栄養管理業務は，集団を対象として運用され，栄養管理の是非は栄養出納表や食品量表，消費日計表などの帳票で確認することができた．しかし，個別の管理を主体とする今日では，個人の体格や身体状況あるいは食事摂取状況，嗜好など利用者と面談協議して栄養補給量などを決めている．このことは栄養摂取状況を個別に管理することであり，一定期間提供された食事の内容を個人の喫食状況に基づいた栄養出納表を作成し，食品群別の摂取量から栄養価の評価を行うことが必要である．表2.34に栄養出納表の例を示す．たとえば，魚介類は1ヶ月間で魚介類（生）22.8g，魚介類（冷凍）61.4gおよび魚介類（干物）0.5gと3種類で84.7gの平均使用量が算出されている．生と冷凍を合わせると1日あたり84.2gの魚介類を使用していることになり，日常の献立に使用している魚介類は1人前の量を80gとすると，ほとんど毎日魚介類を使用していることがわかる．この量から使用頻度を算出すると，魚介類（生）は1ヶ月あたり684g，8.5回使用していることになり，同様に，魚介類（冷凍）では1ヶ月あたり1,850g，23.0回の使用となる．一方，獣鳥鯨肉類は1人あ

たり80gの使用量として頻度を算出すると，1ヶ月あたり2,300g，28.7回使用していることがわかる．このように食品の使用量と使用頻度から魚や肉の種類，組合せ，調理法などが計画時の目標を充足しているか，あるいは栄養基準に則った食品構成表との整合性を確認することで評価が可能である．これらの評価の結果により，翌々月（次回以降）の献立計画に取り入れていくことが必要である．

利用者に対する栄養管理は，病院においては，食事療養制度（社会保険診療報酬点数表の解釈：社会保険庁）に基づいて，福祉施設においても介護保険法や老人保健法（現在の高齢者の医療の確保に関する法律（高齢者医療確保法））に基づいて管理運営されている．これらの規定に従って，利用者に必要な栄養素の種類や量を満たした食事を提供するとともに，喫食量と喫食内容を定期的に把握し，各種検査値から現在の栄養状態を評価する．その結果によって新

表2.34 栄養出納表の例（平成○○年○○月○○日～○○日）

食品群	数量 (g)	エネルギー (kcal)	たんぱく質 (g)	脂質 (g)	糖質 (g)	ミネラル					ビタミン			
						Na (mg)	K (mg)	Ca (mg)	P (mg)	Fe (g)	A (IU)	B_1 (mg)	B_2 (mg)	C (mg)
魚介類（生）	22.8	35	4.5	1.5	0.4	92.1	80.7	14.0	53.1	0.2	7.7	0.01	0.03	0.3
魚介類（冷凍）	61.4	92	11.4	4.7	0.1	73.8	212.5	14.4	137.1	0.3	11.7	0.06	0.14	0.4
魚介類（干物）	0.5	2	0.4	0	0	2.7	4.2	0.9	3.6	0	0.1	0	0	0
獣鳥鯨肉類	76.5	183	13.9	13.2	0.2	107.9	193.8	4.5	125.9	0.6	15.9	0.25	0.15	4.1
牛乳	201.1	135	6.6	7.6	9.6	82.4	301.4	221.0	186.8	0	78.4	0.08	0.30	2.0
乳製品	1.2	4	0.1	0.3	0.2	7.5	3.6	3.5	5.4	0	1.1	0	0.01	0
鶏卵	17.9	27	2.2	1.8	0.1	25.1	23.3	9.1	32.2	0.3	26.9	0.01	0.08	0
緑黄色野菜	147.4	44	2.9	0.4	8.8	23.2	577.6	91.6	66.6	1.8	930.4	0.09	0.18	64.9
その他の野菜	212.8	47	2.3	0.2	12.1	14.4	441.4	66.5	70.6	0.6	39.8	0.04	0.02	34.6
乾燥野菜	1.9	2	0.1	0	0.5	1.7	20.5	3.7	1.5	0.1	0	0	0	0
野菜漬物	26.7	7	0.4	0	1.8	349.3	80.8	16.2	15.2	0.2	27.8	0.02	0.01	4.2
海草類	24.3	8	1.1	0.1	2.7	120.1	140.0	20.2	22.5	0.5	55.6	0.03	0.07	2.0
さつまいも	4.5	6	0.1	0	1.4	0.2	21.2	1.8	2.1	0	0.2	0	0	1.3
じゃがいも	27.2	26	0.4	0.2	5.6	0.3	109.0	0.9	10.9	0.1	0	0.02	0.01	9.2
その他のいも類	19.2	17	0.3	0	4.2	0.5	91.0	3.7	8.0	0.1	0.1	0.01	0	1.0
柑橘類	35.2	17	0.3	0.1	4.3	0.6	53.0	9.5	6.0	0.1	27.8	0.03	0.01	17.7
その他の果実	38.7	26	0.3	0.1	6.7	0.3	94.8	3.6	7.5	0.1	3.1	0.02	0.01	8.2
米飯	650.5	1,099	16.3	2.0	241.8	6.6	188.3	29.9	220.7	2.2	0	2.08	0.13	0
パン・麺類	13.6	21	0.7	0.1	4.2	7.2	6.3	1.3	8.3	0.1	0	0.01	0	0
小麦粉	5.9	20	0.8	0.2	3.7	5.0	6.7	1.5	5.3	0.1	0	0.01	0	0
大豆	2.1	4	0.3	0.2	0.2	0	12.0	1.5	4.0	0	0	0	0	0
豆腐類	12.9	10	0.8	0.5	0.5	2.3	16.0	13.7	13.6	0.1	0	0	0	0
大豆製品	14.5	33	2.1	2.4	0.7	9.5	29.6	28.6	26.9	0.4	0	0.01	0.02	0
味噌	12.3	26	1.9	1.1	2.1	556.9	88.7	16.1	27.0	0.7	0	0	0.01	0
その他の大豆	0.3	1	0.1	0	0.2	0	4.5	0.4	1.2	0	0	0	0	0
油脂類	13.9	97	0.2	10.2	0.8	93.6	5.2	1.3	2.5	0	9.4	0	0	0
堅果類	0.7	4	0.1	0.4	0.1	0	2.9	8.4	3.9	0.1	0.1	0	0	0
砂糖・ジャム類	9.9	38	0	0	9.8	0.1	0.2	0.1	0	0	0	0	0	0
醤油・ソース	28.5	19	1.9	0	2.8	2,098.9	100.1	8.1	39.7	0.4	0.1	0.01	0.04	0
その他の調味料	12.9	10	0.2	0.3	1.6	107.2	17.4	1.3	1.7	0	3.0	0.01	0	0.2
酒類	11.1	23	0	0	3.8	0.3	1.2	0.3	0.6	0	0	0	0	0
洋菓子類	3.9	6	0.1	0.3	0.7	0.2	1.4	0.4	0.2	0	0.1	0	0	0.2
調理済食品	2.7	6	0.3	0.4	0.3	12.7	4.6	0.4	2.7	0	0.9	0	0	0
その他	1.9	7	0.4	0.4	0.7	48.1	10.8	9.5	7.4	0.1	6.8	0	0	0.5
合 計	1,716.9	2,102	73.5	48.7	332.7	3,850.7	2,944.7	607.9	1,120.9	9.2	1,246.9	2.81	1.22	150.8

表 2.35 食糧現品納入簿の一例

業者名	食品名	単位	数量	単価	金額
S商店	栗かぼちゃ	kg	2.4	340	816
	青ねぎ	kg	3.4	660	2,244
	ブロッコリー	kg	1	920.5	920
	ほうれん草	kg	14.5	735	10,657.5
	大根	kg	22.5	210	4,725
	にんじん	kg	10	148	1,480
	玉ねぎ	kg	16.5	147	2,425.5
	白菜	kg	5	189	945
	生しいたけ	kg	3	430	1,290
	さといも	kg	12	320	3,840
	みかん	kg	8	264	2,112
	豆乳（200 mL パック×5本）	kg	1	260	260
	炒りごま（100 g 袋入）	kg	0.5	2,320	1,160
	炒りごま（黒）（100 g 袋入）	kg	0.5	2,320	1,160
	にんにく（おろし）（チューブ入）	kg	2	1,360	2,720
	しょうが（チューブ入）	kg	2	1,260	2,520
K食品店	絹さや（冷凍）	kg	6.5	880	5,720
	チンゲンサイ	kg	1.5	460	690
	カリフラワー	kg	3.5	820	2,870
	キャベツ	kg	8	225	1,800
	きゅうり	kg	2.5	560	1,400
	小松菜	kg	18	680	12,240
	なす	kg	4.2	630	2,646
	干しひじき	kg	0.5	1,100	550
	じゃがいも	kg	15	89	1,335
	キウイフルーツ	kg	2	735	1,470
	バナナ	kg	12.5	315	3,937.5
	トマト	kg	15	630	9,450
	レモン	kg	4.5	57.75	259.88
Hエッグ	鶏卵	kg	200	221	44,200
K漬物店	茄子, しば漬け	kg	2	325	650
O豆腐店	木綿豆腐	kg	13	164	2,132
M食品店	鶏もも肉皮なし	kg	2	920	1,840
	鶏ひき肉	kg	0.1	600	60
	鶏もも肉皮なし（80 g）	kg	30	865	25,950
N精肉店	合挽肉	kg	10	1,050	10,500
	豚もも肉（脂身なし）	kg	8.5	1,365	11,602.5
S酪農	牛乳（200 mL パック×600本）	L	120	175	21,000
	普通ヨーグルト（100 mL パック×200本）	L	20	900	18,000
S乳製品	アップルゼリー	kg	5	780	3,900
	プリン（低糖）	kg	10	750	7,500
Y製パン	食パン（40 g×2個入 500個）	kg	20	415	8,300
	ツイストロール（40 g×2個入 250個）	kg	10	24	240
T水産	むき海老（冷凍）	kg	4	1,450	5,800
M魚店	さわら（冷凍）(80 g)	kg	20	880	17,600
	さわら（冷凍）(60 g)	kg	6	980	5,880
	さわら（冷凍）(40 g)	kg	4	880	3,520
T商事	焼きちくわ	kg	3	136	408
	あじ（冷凍）(80 g)	kg	20	630	12,600
	計		705.6		285,325.9

2.5 情報管理システム　89

たな栄養管理計画を立案するのである．また，在宅対象者にあっても，性，年齢，栄養状態，生活環境などによって摂取されている食事の質や量などの改善を行うことが求められている．

(2) 食材情報の分析・評価

　栄養管理部門の日常業務，特に日々の食材料の発注や食材料の納品・受領あるいは支払いに関する請求事務などの事務は，大量調理施設衛生管理マニュアルに基づく各種事務とともに非常に重要である．病院，学校，事業所など多くの栄養部門において，使用する給食材料は，日々購入する生鮮食品と米や調味料，缶詰類など比較的長期にわたって保存が可能な在庫食品とに分けられている．生鮮食品（即日消費食品）は，日々の発注に基づき食糧現品納入簿（表2.35）によって，在庫食品は在庫受払簿（表2.36）によって管理されている．食糧現品納入

表 2.36　在庫受払簿の一例（単価：kg あたり，数量単位：g，金額単位：円）

日付	単価	入庫		出庫		在庫		常食		軟食		治療食	
		数量	金額	数量	金額	数量	金額	数量	金額	数量	金額	数量	金額
繰越	224	263,000	58,912										
1	224			4,000	896	259,000	58,016	0	0	0	0	4,000	896
2				35,000	7,840	224,000	50,176	25,000	5,600	2,000	448	8,000	1,792
3	215			5,000	1,075	219,000	47,085	0	0	500	108	4,500	968
4				22,000	4,730	197,000	42,355	5,000	1,075	1,000	215	16,000	3,440
5				12,000	2,580	185,000	39,775	0	0	0	0	12,000	2,580
6				12,000	2,580	173,000	37,195	5,000	1,075	1,000	215	6,000	1,290
7				37,000	7,955	138,000	29,670	25,000	5,375	2,000	430	10,000	2,150
8				20,000	4,300	136,000	29,240	7,000	1,505	3,000	645	10,000	2,150
9				22,000	4,730	114,000	24,510	12,000	2,580	3,000	645	7,000	1,505
10	212	200,000	42,400	17,000	3,604	297,000	62,964	0	0	0	0	17,000	3,604
小計		200,000	42,400	186,000	39,432	297,000	62,964	79,000	17,210	12,500	2,706	94,500	20,375
11	212			10,000	2,120	287,000	60,844	500	106	4,000	848	5,500	1,166
12				14,000	2,968	273,000	57,876	0	0	0	0	14,000	2,968
13				35,000	7,420	238,000	50,456	25,000	5,300	2,000	424	8,000	1,696
14				17,000	3,604	221,000	46,852	0	0	0	0	17,000	3,604
15				20,000	4,240	201,000	42,612	0	0	4,000	848	16,000	3,392
16				15,000	3,180	186,000	39,432	0	0	0	0	15,000	3,180
17				35,000	7,420	151,000	32,012	22,000	4,664	3,000	636	10,000	2,120
18				24,000	5,088	127,000	26,924	2,000	424	4,000	848	18,000	3,816
19				20,000	4,240	107,000	22,684	9,000	1,908	1,000	212	10,000	2,120
20	216	200,000	43,200	7,000	1,512	300,000	64,800	0	0	0	0	7,000	1,512
小計		200,000	43,200	197,000	42,552	300,000	64,800	58,500	12,402	18,000	3,816	120,500	25,574
21	216			30,000	6,480	270,000	58,320	4,000	864	3,000	648	23,000	4,968
22				25,000	5,400	245,000	52,920	12,000	2,592	3,000	648	10,000	2,160
23				22,000	4,752	223,000	48,168	3,000	648	2,000	432	17,000	3,672
24				25,000	5,400	198,000	42,768	1,500	324	2,500	540	21,000	4,536
25				35,000	7,560	162,000	34,992	23,000	4,968	2,000	432	10,000	2,160
26				10,000	2,160	152,000	32,832	0	0	0	0	10,000	2,160
27				23,000	4,968	129,000	27,864	13,000	2,808	3,000	648	7,000	1,512
28				25,000	5,400	104,000	22,464	7,000	1,512	3,000	648	15,000	3,240
29				12,000	2,592	92,000	19,872	2,000	432	0	0	10,000	2,160
30	221	200,000	44,200	15,000	3,315	277,000	61,217	0	0	0	0	15,000	3,315
31				32,000	7,072	245,000	54,145	10,000	2,210	2,000	442	20,000	4,420
小計		200,000	44,200	224,000	49,504	245,000	54,145	71,500	15,494	17,500	3,790	135,000	29,335
合計		600,000	132,600	607,000	134,147	842,000	186,082	209,000	45,106	48,000	10,312	350,000	75,284

表2.37 食品消費日計表の一例

区分	食品群	常食（給食数267）		軟食（給食数36）		治療食（給食数188）		合計（給食数491）	
		使用量(g)	金額(円)	使用量(g)	金額(円)	使用量(g)	金額(円)	使用量(g)	金額(円)
動物性	魚介（生・冷凍）	13,600	34,556	1,705	3,746	31,301	58,671	46,606	96,973
	魚介（干）	500	447	95	66	584	1,042	1,179	1,556
	肉類	23,600	45,405	3,032	5,502	390	609	27,021	51,516
	牛乳	0	0	9,474	1,658	41,886	7,345	51,360	9,003
	乳製品	0	0	0	0	25,726	15,896	25,726	15,896
	卵類	22,000	4,930	3,789	1,175	8,767	2,718	34,556	8,822
野菜・果物類	緑黄色野菜	34,500	12,779	6,253	1,623	14,124	3,468	54,877	17,870
	その他の野菜	52,600	12,870	10,042	2,753	54,232	10,350	116,874	25,973
	野菜漬物	3,200	1,535	0	0	0	0	3,200	1,535
	海草類	2,740	3,931	521	549	390	1,072	3,651	5,552
	柑橘類	14,350	34,096	21,605	4,922	43,104	9,542	79,058	48,560
	その他果実類	0	0	0	0	20,456	8,626	20,456	8,626
	いも類	4,000	1,100	379	153	0	0	4,379	1,253
穀類	米	72,000	25,900	6,632	2,387	37,016	13,326	115,647	41,613
	小麦・小麦製品	31,400	8,854	3,789	1,167	23,407	8,791	58,597	18,812
豆類	大豆製品	0	0	0	0	31,171	4,574	31,171	4,574
油脂類	油脂類	16,000	5,135	1,800	587	9,351	2,965	27,151	8,688
	堅果類	210	286	47	65	0	0	257	351
調味料	砂糖	2,400	585	474	116	8,767	6,520	11,641	7,220
	調味料	5,682	2,489	797	374	6,785	2,297	13,263	5,160
1日合計		298,782	194,898	70,433	26,845	357,455	157,810	726,670	379,553
1日1人あたり合計			730		746		839		773

簿は日別，業者別，食種別に納品された食品の数量，単価，金額を表し，在庫受払簿は，日々の払出は在庫出庫伝票で，受入は納品書で行う．この2種の帳票から，当該献立使用日に納品された食品すべて（生鮮食品および在庫食品）を食品群別，食種別に数量，金額を表した帳票が食品消費日計表（表2.37）である．食品消費日計表に集計することによって，旬間，月間および年間の給食材料費予算額累計（給食数×予算単価），納品額（生鮮食品および在庫食品）累計および給食材料費使用額累計が算出できる．この累計額より現在提供されている食事の単価が適切であるか，あるいはどのような食品群で金額が高いか，どの業者との契約品目が多いかなどの情報を収集することもできる．また，累計金額と給食数から平均1人あたりの納品額と平均1人あたりの使用額を算出し，年度末にこの両者を予算額と同額にして決算するのである．

2.5.4 情報管理のために必要な改善事項（A）

栄養部門に係る帳票については，健康増進法第5章に特定給食施設としての給食の運営・管理基準が定められており，所要の帳票類は適切に保管管理しなければならない．また，財務会計関係帳票や医療法に基づく医療関係帳票類などは保存期間が法的に定められており，病院や福祉施設などについては，厚生労働省や都道府県保険課，所轄保健所による医療監視（立ち入り調査）などで，栄養管理状況，業務運営，各種帳票類について監査があることから，必要な帳票について所要の事項が様式として整理されているか確認するとともに適正に保管すること

が必要である．これら帳票の目的は対象者の適切な栄養管理に使用されるものであり，監査の有無に関わらず整備し，向後の計画立案，結果の評価などに活用するものである．提供した食事の栄養価や喫食量から摂取栄養素量を算出するとともに，利用者の栄養状態を調査し，あるいは身体状況を観察した結果を記録し，日々提供する献立に反映する．

　栄養管理は個人を対象として適切な栄養補給法や補給量が設定されており，日々の食事の喫食量から体内における代謝状況あるいは栄養状態を把握する個別の情報管理が重要であり，これらの情報量はますます多くなることから，栄養管理の目的によって情報の種類を整理するなど適正に管理しなければならない．従来の疾病別あるいは性，年齢別などの分類による集団栄養管理を行うなかで，全体のアメニティの拡大，QOLの向上に限ることなく，個別の対応に積極的に取り組まなくてはならない．また，第一次予防にとって健診（学校，事業所，地域などの健康診断）から得られる情報は慢性疾患の発症予防あるいは進展増悪を阻止する目的からも重要である．健康情報は，常に医療機関から発生するわけではなく，学校や事業所，福祉施設あるいは地域の保健センターなど多くの場所で発信されている．利用者の正確な生体情報を収集し，栄養状態や身体状況を的確に評価し，健康の維持・増進や治療栄養の実践を行うとともに食事摂取後の調査により，新たな改善点をみつけ対処していかなければならない．

　一方，食事の提供は，必要な栄養素を充足した献立（表）に従って食材料を調達，下処理，調理・加工したものである．これらの業務を適正に管理するためには，予定献立に基づく材料原価を算出するとともに予定食数の変動を予測したうえで，使用する食料を購入あるいは出庫し，食糧現品納入簿，在庫受払簿などの帳票によって管理している．生鮮食品の価格は，季節ごとの価格変動，あるいは給食数の変動による購入量の変動，施設・設備あるいは作業員などの影響を受けることが多いことから，年間の購入実績を調べることによって，どの時期に，どこの産地のものを，どこから，どのようにして購入してきたか，実績から予測して献立を立案することが必要である．また，気候の変動や自然災害などによる食糧生産の影響も受けるなど，購入が困難な場合も生じるので，臨機応変に献立計画の変更も行わなければならない．また，当該期間の給与栄養量の管理は，その期間の実施献立表の食品純使用量に食事ごとの給食数を乗じて，数量や各栄養素量を算出し，これを食品群別に分類，合計したものを1日の総給食数で除した加重平均栄養量表（栄養出納表）によって行い，一定期間に給与された献立の栄養素・量が利用者集団に対して適切であったか検討を行うものである．旬間や月間でまとめ平均の栄養素量，食材料費，管理費・経費なども算出し，給食運営の評価を行うなど，食事計画の妥当性や合目的性を検討し，食品構成表と献立に使用している食材や調理法の妥当性を評価することも必要である．

2.6　栄養教育システム

2.6.1　栄養教育のための情報収集と目標設定，計画（P）

　「健康日本21」の活動計画には，特定給食施設が食環境の整備と栄養教育の発信の場として位置付けられている（厚生労働省総務課生活習慣病対策室：健康日本21　各論：栄養・食生活　付録1より抜粋）．

栄養・食生活と健康・生活の質（QOL）などの関係について

[栄養・食生活分野における目標設定の視点]

疾病の予防という観点からは栄養素，非栄養成分の慢性的な暴露と疾病発症との関連を疫学データなどに基づいて検討することが中心となる．しかし，"食べる"という行為は，すべての人において日常的なことであり，"栄養レベル"のみとらえていたのでは，実際の対策・活動を展開することは困難である．

国民の生活の質（QOL），健康の向上を目指した施策を新たに展開するための来るべき21世紀に向けた栄養・食生活のあり方についての検討においても，国民の栄養・食生活について，1) 生活の質（QOL），健康，疾病　2) 栄養状態　3) 栄養素，食物などの摂取状況　4) 食生活，食行動　5) 食物へのアクセス　6) 情報へのアクセス　の各段階に対して，ベースライン診断を行うこと，それに基づいて政策が決定され，実施されること，さらに実施された政策の有効性を経過も含めて評価することが重要であるとされている．

また，ヘルスプロモーション・プランニングにおいても，個人の動機付けに関わる「知識や態度」とともに，そういう行動を実現するために必要な「資源や技術」，さらに「対象者を取り巻く人々の支援」が行動変容に影響を与えるものとして位置づけられ，さらに「環境」が健康やQOLに影響を与えるものとして位置づけられている．

従って，下記の図（図2.23）に示すとおり，これらすべてを包括的にとらえながら，目標設定に際しては，「栄養状態，栄養素（食物）摂取レベル」「知識・態度・行動レベル」「環境レベル」の大きく3段階に分けて検討することとした．

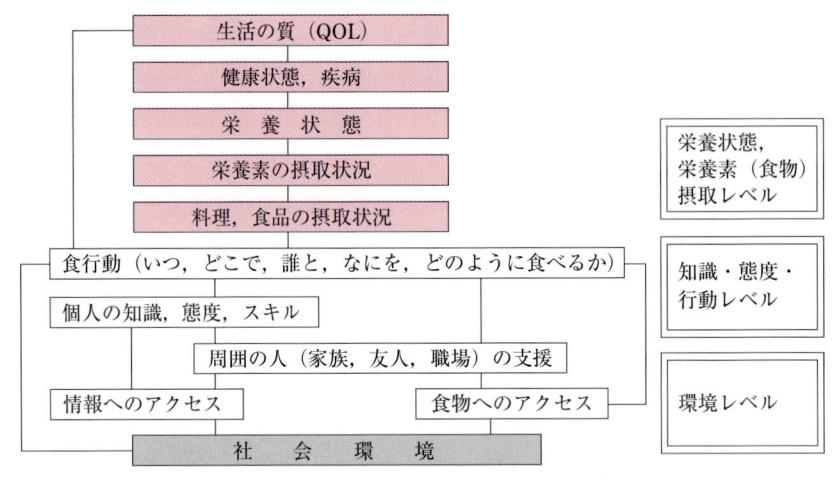

図2.23　栄養・食生活と健康・生活の質などの関係について

給食経営管理業務の一環として行う栄養教育は，提供する食事を教材として教育することが多く，具体的で理解しやすい内容であるが，栄養教育が主業務ではないため利用者の行動変容を促すまで関与することは難しい．特に食数の多い施設では，給食経営管理業務を担当する管理栄養士と，栄養教育を担当する管理栄養士をそれぞれ専任で配置し，両者が連携しあって栄養教育を継続し，利用者の行動変容実現を目指すことが望ましい．

(1) 栄養教育は，知識や技術の習得にとどまることなく，利用者の意識や行動の変容を促すことにあり，利用者の望ましい意識や態度の形成，適切な習慣の確立を目指す．

① 栄養教育を実施する施設：学校，病院，福祉施設，事業所など．
② 利用者：児童，生徒，患者，成人，高齢者など．
③ 栄養教育の方法：意識や行動の変容は，長期にわたり徐々に形成されるものである．ゆえに，学習する利用者の条件（人数，年齢，学習意欲，学習能力など）と指導側の条件（指導者の力量と熱意など）に応じて，「いつ」「何を」「どこで」「どのように」「何のために」「何を目指して」教育するのかを検討しつつ，教育計画立案・媒体作成を行う．

実施後は，目標と結果の差を客観的に評価・分析して次の教育に生かす．
● 教育目標の明確化→評価の方法→学習内容・展開方法→媒体の構成と選択

(2) 利用者の栄養状態を改善し生活の質（QOL：quality of life）を向上させるために，栄養管理を行う．

利用者の現状に応じた最適な栄養管理を行うためには，対象者の栄養状態を的確に評価・判定し，健康の保持・増進を図ることを目的に個々人の栄養計画を立案し，実施し，観察する．保健・医療・福祉の分野における栄養ケア・マネジメントは，次のように行われている．

1．利用者の栄養状態の評価・判定を行うため，まず，栄養状態によるスクリーニング（ふるい分け）を行う．
2．利用者の栄養状態を正確に評価・判定（アセスメント）する．アセスメント項目は次のようである．
   A．身体計測（Anthropometric method）：身長，体重，体格指数，腹囲など
   B．生化学的検査（Biochemical method）：血液検査，尿検査
   C．臨床診査（Clinical method）：身体特徴，病歴
   D．食事調査（Dietary method）：食生活，食習慣，栄養素摂取量，咀嚼・嚥下機能
3．利用者に対する栄養補給法，栄養補給量を決定し，具体的なケアプランを立案し，栄養教育を行うとともに計画を実施する．ケアプランの内容を次に示す．
   ① 栄養管理の目標を設定する．
   ② アセスメントの結果を踏まえ，適正な栄養補給法・量を算出する．
   ③ 利用者に適した食事計画が理解され，実行できる栄養教育を行なう．
   ④ 必要に応じて多職種が協働してケアプランを実施できるよう支援する．
4．実施状況をモニタリングし，再評価を行い，計画を修正する必要が生じたら直ちに実行する．モニタリングの内容を次に示す．
   ① 栄養ケアプラン実施上の問題点（利用者の非同意・非協力，協力者の問題，栄養素量設定の適否など）がなかったかを評価・判定し，問題の修正はただちに実行する．
   ② 栄養ケアプランの目標が達成されれば，関係者で協議し栄養管理を終了する．

2.6.2 栄養教育のための実行（D）

利用者は性，年齢，生活習慣，嗜好，健康に関する知識や情報，理解力，実行力あるいは健康障害の有無・重症度などが異なり個々に問題を抱えているため，それぞれの状況に応じた栄養教育が必要である．また，集団指導と個人指導の利点と欠点を理解し，両者の欠点を補うよう教育カリキュラムの中で組み合わせる．総論的な内容や実習・参加者の交流は集団指導で行

い，個人指導では個人が抱える問題について利用者とその原因・改善方法を検討する．

(1) 集団指導と個人指導

●**集団指導**　その集団に共通する問題やニーズについて関心を高め，理解を深めることが目的である．教育者が一方的に行なうのではなく，参加者の体験談や工夫・考え方を知ることにより，問題解決に取り組む意欲を高め，参加者自らが問題解決の方法を考えられるようにする．利用者の性，年齢構成，健康状態などの特性を把握し，共通するテーマを決定することが望ましい．指導の方法を次に示す．

① 講義形式：講演会，講座（一つのテーマについて，同一利用者に継続して指導する．肥満教室，糖尿病教室など）
② 討議形式：座談会
③ 体験学習：実習，試食会，見学会

●**個人指導**　利用者の実態と問題点・ニーズを的確に把握したうえで，改善に必要な知識・技術を習得させ，行動変容を起こさせるよう援助する．個々の実態に応じたきめ細かな教育が行える．指導は面接で行われることが多く，カウンセリングの技法が必要である．

① 一般個別栄養相談：健康づくり，生活習慣病予防を中心に行われる．
② 医療機関などにおける個人指導：病院，診療所，保健所，保健・健康センターなど，医師の指導に基づいて行われる．
③ 訪問指導：一人暮らしの高齢者，在宅療養中の人，障害者などが対象となる．在宅療養中の人に対しては，医師・看護師・ヘルパー・ケアマネジャーなどと連携しながら，栄養ケアプランに沿って指導を行う．
④ 通信教育：対面で指導できない人や対面指導と併用して行う，双方向の通信による指導形態である．郵便，電話，FAX に加え，最近は E メールを利用するケースが増えている．

(2) 各施設における栄養教育

●**学校における栄養教育**　1997年（平成9年）9月の文部省保健体育審議会答申において，「栄養教育」は「食に関する指導」と改められた．学校栄養職員の職務として，「望ましい食生活に関し，専門的立場から担任教諭などを補佐して，児童生徒に対して集団または個別の指導を行うこと」，「学校給食を通じて，家庭および地域との連携を推進するための各種事業の策定ならびに実施に参画すること」があげられる．

　児童生徒に対する指導内容と着眼点については，「新学校給食指導の手引」に発達段階によって例示されている．学年によって成長発達や理解度が異なるので，発達段階に応じた栄養教育を行う．児童生徒に望ましい食習慣を形成させるためには，生活の基盤となる家庭や地域と連携して，学校給食に対する関心と理解を深めてもらうことが必要である．具体的な方法として，給食だよりの発行，献立表配布，試食会や講習会の開催などが行われている．

●**児童福祉施設における栄養教育**　入所児童の健全な発育と健康の維持増進の基盤となる食事を，楽しい食事環境を通して提供しつつ，正しい食習慣形成に向けた栄養・衛生に関する教育を実施することが義務付けられている．具体的な方法として，行事食や郷土料理，お誕生会など家庭で行われる行事や季節感のある献立・地域の特色を生かした献立を取り入れている．

●**事業所における栄養教育**　事業所の利用者は10代後半から60歳代前半が大半を占めるが，

施設によっては70代以上を含む幅広い年齢層の男女である．勤務時間，生活活動強度は職種によって異なる．今日では機械化，電子化が進み，身体的活動よりも精神的活動を主としている勤労者が増えている．また，生活習慣病の予備軍および罹患している者の割合が増加している．心身共に健康で快適な生活を送れることが，職場での労働災害を防ぐための要素であり，健康管理の一環として栄養教育を実施している施設が増えている．

厚生労働省ではトータルヘルスプロモーションプラン（THP：total health promotion plan）を推進している．

① 定期的に実施する健康診断の結果に基づいて，健康指導（運動指導，保健指導，メンタルヘルスケア，栄養指導）を行うものである．産業医・心理相談員・健康運動指導士などとともに産業栄養指導者として栄養士が参画している．

② 生活習慣病の予防・改善を意識した献立の提供，食堂にポスターや卓上メモなどを設置，食事の栄養量を示すなど情報を提供する．

② 施設の健康管理部門と連携を取りながら，集団栄養指導や個人栄養指導を行う．

2.6.3 栄養教育のためのチェック・評価項目（C）

利用者に対して栄養教育を計画する，あるいは実施している間に以下の事項について定期的に点検を行い，問題が見つかれば随時修正を行う．

① 計画段階：利用者は何を必要としているのか．情報収集を適切に行うことはできたか．問題の優先順位はどれか．どのような内容を企画するのか．

② 実施段階における評価（過程評価）：計画どおりに実行されているか．実行されていない場合，その原因は何か．

③ 結果段階における評価（影響評価，結果評価，総合評価）：効果はあったのか．十分な効果であったのか．効果が十分でないとしたらその原因は何か．

・影響評価：栄養教育を実施して短期間で効果があったかを評価する．指標として，食生活改善に関する知識や技術の習得度，短期目標の実行度などがある．

・結果評価：実施した栄養教育の評価を示す．指標として，知識・態度・行動・身体所見・罹

表2.38 栄養教育の評価指標

① 知　　識	短期間で効果が現れると考えられている．"正しく理解できているかどうか"をみるため，質問紙などを用いて質問し正答率で評価する．
② 態　　度	意識や態度の変容をみる．質問紙調査を行う．
③ 行　　動	行動変容が持続定着して習慣化するまでには時間を要する． 多くの場合，栄養教育を終了して1年以上を経過した後に評価する． "具体的な目標を立て，実行できたかどうか"を記録する．
④ 栄養素摂取状況	摂取した栄養素量を正確に把握することは難しい． また，日々摂取量は変動するため，習慣的な摂取量・食習慣（欠食・間食・食事時間・1回量など）を把握する．
⑤ 身体状況	客観的な指標であるが，短期間に効果が現れにくいので，他の指標と合わせて評価する．体重・腹囲・上腕周囲長・上腕三頭筋皮下脂肪厚・BMI・体脂肪率・血圧・血中脂質・血糖値などがある．利用者が自宅で計測できる項目（体重・腹囲・血圧など）を，定期的に計測し記録する．同時に，行動・食事の記録を行うと改善点と問題点が発見しやすく，利用者が行動を改善する動機付けにつながる．

患率・有病率・死亡率・医療費・主観的健康度・自覚症状・日常生活動作などがある．
・総合評価：栄養教育を総合的に評価するために，最終的に明らかになった点について，計画段階・実施段階での評価結果を含めて検討する．

④ 効率の評価：栄養教育を実施するにあたって要した費用（金銭的・人的コスト）と教育効果を考えあわせて評価する．

●**評価指標** 栄養教育の内容を評価するときに使われる評価指標には，表2.38のものがある．

2.6.4 栄養教育のために必要な改善事項（A）

利用者が自らの意思で食習慣・生活習慣を改善しようと行動しても，結果が現れにくい場合がある．また，短期間に栄養素摂取状況・身体状況が改善する場合もあるし，行動変容がなされた後に以前の食習慣や生活習慣に戻ってしまう（逸脱）こともある．前述の評価指標にとらわれすぎず，利用者が適切な食習慣や生活習慣を選択し実行できるようになるための支援を行うことが大切である．

2.7 栄養管理システム

給食経営管理では，特定集団の適正な栄養補給量を算出し，その集団の中において，個人の健康を保持・増進させるため，あるいは疾病の治療を継続して実施できる栄養管理システムを構築することが求められる．栄養管理を迅速かつ適正に実施するためには，個人の栄養スクリーニング，栄養アセスメントに基づいて，適切な栄養管理計画の作成とその実施を行ない，

```
栄養スクリーニング（nutritional screening）
①主観的包括的栄養評価法（SGA：subjective global assessment of nutrition status）
  栄養障害の有無を評価する（問診・触診・視診・食事摂取量などにより栄養状態を調査）
②客観的データ栄養評価法（ODA：objective data assessment）
  ・身体計測値      ・生化学的検査値（尿，血液，免疫能）
  ・間接熱量測定値  ・栄養補給の状況
           ↓
栄養アセスメント（nutritional assessment）
①必要栄養補給量の算出  ②目標量の設定  ③栄養補給方法の決定
         ①②③ ⇒ 献立作成
           ↓
栄養介入（例：栄養情報，食事の提供）
           ↓
モニタリング（例：喫食率，身体状況など）          継続管理
           ↓
再評価（例：栄養状態）
           ↓
判 定（問題あり・なし）
```

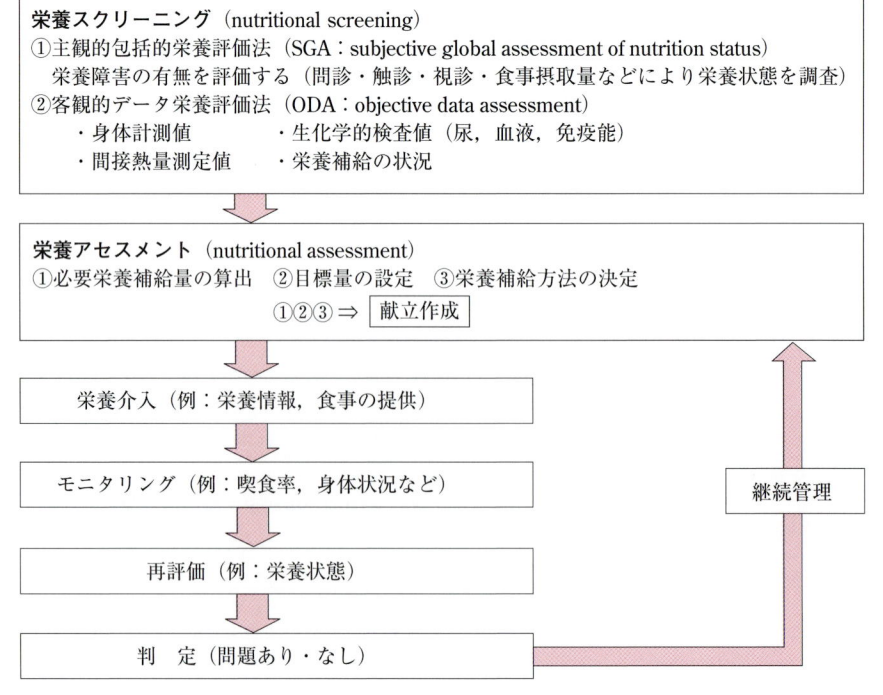

図2.24 栄養管理の手順

その効果をモニタリング，再評価のプロセス（図2.24）を理解するとともに，身体計測技術を身につける必要がある．また，特定集団の特性（学校，病院，福祉施設，事業所，その他）やニーズを把握し，栄養管理を実施することが，適正な給食経営を行ううえで最も重要である．

2.7.1 栄養管理のための情報収集と目標設定，計画（P）

(1) 情報収集

適正な栄養管理を実施するためには，特定の集団と個人の情報収集が必要である．健康増進法施行規則の第9条「栄養管理の基準」（表2.39）を参考にし，栄養管理の手順（図2.24の栄養スクリーニング）に則って情報収集を行う．利用者の情報収集の方法には「主観的包括的栄養評価法（SGA）」（図2.25）と「客観的データ栄養評価法（ODA）」が用いられている．SGAは，問診・触診・視診・食事摂取量などにより栄養状態を把握し，栄養障害の有無を評価する方法で，病院や高齢者施設などでは入院時に看護師や管理栄養士が担当している．ODAは，身体計測値，間接熱量測定値，生化学的検査値（尿，血液，免疫能），栄養補給の状況などにより栄養評価を行う方法である．

表 2.39　健康増進法施行規則の第 9 条「栄養管理の基準」

第 9 条　法第二十一条第三項の厚生労働省令で定める基準は，次のとおりとする．
一　当該特定給食施設を利用して食事の供給を受ける者（以下「利用者」という．）の身体の状況，栄養状態，生活習慣など（以下「身体の状況など」という．）を定期的に把握し，これらに基づき，適当な熱量および栄養素の量を満たす食事の提供およびその品質管理を行うとともに，これらの評価を行うよう努めること．
二　食事の献立は，身体の状況などのほか，利用者の日常の食事の摂取量，嗜好などに配慮して作成するよう努めること．
三　献立表の掲示ならびに熱量およびたんぱく質，脂質，食塩などの主な栄養成分の表示などにより，利用者に対して，栄養に関する情報の提供を行うこと．
四　献立表その他必要な帳簿などを適正に作成し，当該施設に備え付けること．
五　衛生の管理については，食品衛生法（昭和二十二年法律第二百三十三号）その他関係法令の定めるところによること．

(2) 目標設定

栄養管理の目的は，各特定給食施設における利用者やその家族，地域住民の健康維持・増進，疾病予防と治療，心身の健全な発育・発達を促すことである．利用者集団，利用者の栄養評価を行い，以下に示す各施設に応じた栄養管理目標を設定することが必要である．

① 病院：患者の治療や健康維持のための栄養・食事管理の実施と栄養教育．
② 高齢者施設：栄養不良の回復，食べる楽しみを考慮した食事の提供．在宅での自立を目指した支援のための食事介助と食事の提供．
③ 学校：児童・生徒の心身の健全な成長・発達に資する食事の提供．家族や地域住民の食生活の改善に寄与する栄養教育．
④ 事業所：生活習慣病予防のための食事の提供と栄養教育．

特定多数人に継続して提供する適正な食事は，健康を維持し，治療にもつながる重要な栄養管理である．個人にあったプランニングを行い，モニタリング・評価・判定し，軌道修正を行いながら，目標に近づけることが大切である．

(3) 栄養管理計画

利用者の情報収集と評価（SGA・ODA）を実施後，栄養管理目標を達成するために必要な

```
1) 体重の変化
   ＿＿＿＿ kg ＿＿＿（期間），減少率 ＿＿＿ ％（平常時体重 ＿＿＿ kg）
2) 食欲の有無
   □ 非常に良好　□ 良好　□ まあまあ　□ やや不良　□ 食欲なし
3) 以下のような問題がありますか？（×：なし　○：あり　？：不明）
   □ 咀嚼困難　　□ 嚥下困難　　□ 口の痛み
   □ 嘔気，嘔吐　□ 便秘　　　　□ 下痢　　　□ 腹痛
4) 身体所見（スコアで表示：0＝正常，1＋＝軽度，2＋＝中等度，3＋＝高度）
   ＿＿＿＿ 皮下脂肪の減少（三頭筋，側胸部）
   ＿＿＿＿ 筋肉喪失（四頭筋，三角筋）
   ＿＿＿＿ 踵部浮腫
   ＿＿＿＿ 仙骨浮腫
   ＿＿＿＿ 腹水
5) 主観的包括的評価
   ＿＿＿＿ A　栄養状態良好
   ＿＿＿＿ B　中等度の栄養不良
   ＿＿＿＿ C　高度の栄養不良
```

図2.25　主観的包括的栄養評価法（SGA：subjective global assessment of nutrition status）

「栄養管理計画書」を作成する（図2.26）．栄養管理計画書には，栄養状態の評価結果，栄養管理目標，栄養補給量（エネルギー量，たんぱく質量，水分量，塩分量，その他の栄養素量など）と栄養補給方法（経口栄養，経腸栄養，静脈栄養）を明記し，摂食訓練が必要な場合や義歯の調整など，栄養管理上で解決すべき課題などを記入する．

2.7.2　栄養管理のための実行（D）

(1) 栄養基準量（加重平均食事摂取量の決定）

給食施設においては対象者の栄養特性に応じた加重平均栄養所要量（給与栄養目標量）を設定する．利用者の年齢，性，身体活動レベル別の人員構成を調べて，人員構成表を作成する．人員構成別に推定エネルギー必要量（kcal/日）を乗じて，1日分または1食分（昼食：1日の35％）の丸め値を算出する．丸め値に対象者の人数を乗じ，対象者の1食分（昼食）の性別・エネルギー階級別合計（kcal）を計算し，その合計を総人数（利用者数）で除すと，利用者の昼食の荷重平均値（kcal）が算出できる．

　　　　荷重平均値＝個人の推定エネルギー必要量の合計/利用者数

病院では，栄養サポートチーム（NST：nutrition support team）によって栄養管理が実施され，患者の活動係数やストレス係数を考慮して，総エネルギー量を算出する．

栄養管理計画書

ID＿＿＿＿＿　病棟＿＿＿＿	入院日　　　年　　月　　日
氏名＿＿＿＿＿＿＿＿＿＿	計画作成日　　年　　月　　日
生年月日 M・T・S・H　年　月　日	担当医師名＿＿＿＿＿＿＿＿＿
身長　　　cm　体重　　　kg	担当管理栄養士名＿＿＿＿＿＿

【入院時栄養状態に関するリスク】
□特になし　□栄養不良　□食欲低下　□体重減少　□やせ　□褥瘡
□Alb＜3.5　□肺気腫　□浮腫　□嚥下・摂食障害　□麻痺（摂食困難）
□下痢　□便秘　□消化管術前後　□脱水　□熱発　□その他（　　）

【栄養管理計画】

栄養状態の評価
・栄養状態　　□良好　□不良（軽度・中等度・高度）
・食欲　　　　□あり　□なし

栄養補給に関する事項
〈栄養補給量〉・エネルギー　　　kcal　・たんぱく質　　g　・水分　　　ml
　　　　　　　・塩分　　g　・その他（　　　　　　　　　　　）
〈栄養補給方法〉　□経口　□経腸栄養　□静脈栄養
内容：□常食　□軟菜食　□流動食　□術後食　□脂質異常症食
　　　□糖尿病食　□心臓病食　□腎臓病食　□肝臓病食　□膵臓病食
主食：□ご飯　□軟飯　□全粥　□その他（　　　　　　　　　　）
食形態：□普通　□一口大　□ミキサー　□嚥下食　□介護食　□トロミ必要
※アレルギー等留意事項　□特になし　□あり（　　　　　　　　　）

栄養管理目標　□現状維持　□経過観察　□NST介入　□（　　）パス
栄養管理上解決すべき課題　□特になし　□摂食訓練　□義歯の調整　□その他（　　）

評価　月　日　　栄養補給量が　□ほぼ充足している　□充足されていない
（担当者サイン）　□栄養補給変更なし（現状維持）　□嗜好等ニーズに合わせた食事
　　　　　　　□栄養補給量が不足している旨を主治医へ報告　□その他（　　）

栄養相談の必要性　□あり　□なし　（実施日：　　　　　　　　　　）
【退院時および終了時の総合評価】　□評価不能
□栄養状態が改善した　□栄養状態を維持した　□栄養状態の低下を防止した

図 2.26　栄養管理計画書（例）

まず，Harris-Benedict の式によって安静時の基礎エネルギー消費量（BEE：basal energy expenditure）を算出をする．

男性：BEE（kcal/day）＝66.47＋（13.75×体重 kg）＋（5.0×身長 cm）－（6.75×年齢）
女性：BEE（kcal/day）＝655.1＋（9.56×体重 kg）＋（1.85×身長 cm）－（4.68×年齢）

総エネルギー量（TEE：total energy expenditure）はBEEに活動係数，ストレス係数を乗じて次のように算出する．

TEE＝BEE×活動係数×ストレス係数

ここで，係数を参考値として示すと，活動係数は，寝たきり1.2，ベット以外での活動あり1.3である．ストレス係数は次のようである．

手　術：軽度 1.1　　中等度 1.2　　　高度 1.8
外　傷：骨格 1.35　頭部損傷 1.6　鈍傷 1.35
感染症：軽度 1.2　中等度 1.5
熱　傷：体表面積の40％　1.5　体表面積の100％　1.95

たんぱく質の必要量は代謝亢進ストレスのレベルにより異なる（表2.39）．

表2.39　たんぱく質必要量

代謝亢進ストレスレベル	たんぱく質必要量（g/kg体重/day）
正常（ストレスなし）	0.6～1.0
軽　度	1.0～1.2
中等度	1.2～1.5
高　度	1.5～2.0

(2) 献立関係（荷重平均成分値・食品構成表・献立作成）

● **荷重平均成分値**　各施設の過去1年間の食品使用実績をもとに，各食品群の食品使用量比率で栄養素の値を加重平均し，100ｇあたりの栄養素量を表したものである．食品構成表を作成するために必要な値である．また，荷重平均成分値は，給与栄養目標量と合致させる．

● **食品構成表**　食品構成は，各特定施設での給与栄養目標量を充足し，栄養のバランスを図るために，食品の種類と分量を示したものである．食品構成表に基づいて献立を作成することで，給与栄養目標量に近い値の献立を作成することができる（参照：五訂増補版食品類別加重平均成分表）．

● **献立作成**　献立作成では，各特定施設での対象者のニーズ（needs）とウォンツ（wants）を考慮して，地産地消を生かした料理や，行事食など，季節感のある食材を利用することが大切である（表2.40）．日本料理，西洋料理，中国料理や，多国籍料理を取り入れることも，利用者の満足につながるため，年間計画を立てることが必要である．また，セレクトメニューなどの導入については，満足度を向上するための重要なサービスであり，個人の嗜好に合わせた食事の提供を実施できるような工夫が必要である．

表2.40　献立作成時のポイントと留意点

ポイント	・季節の食材を利用する． ・地産地消を生かした地域の食材料を利用する． ・赤，緑，黄，白，黒などの色彩を考慮した食材料を取り入れる． ・煮物，焼き物，揚げ物，蒸し物，和え物，汁物など，変化のある献立内容にする． ・1食の献立で，同じ食材料を使用しないように注意する． ・1日の献立や，1週間の献立で同じような料理が重ならないようにする．
留意点	・給与栄養目標量，栄養比率が適正であること． ・食品構成基準に適正であること． ・安心安全な食材の選択を行う． ・衛生的な調理方法とする． ・適時適温配膳を行える献立内容とする． ・食材料費，光熱水料，人件費が給食の予算範囲内に納まる内容とする．

献立作成時のポイントを参考にして，栄養バランスを考え，生産（調理）する上で，調理業務が煩雑にならないように，献立マニュアルを作成し，合理的・衛生的に調理できるようなシステムを構築することが必要である．

主食，汁物，主菜，副菜，デザートを組み合わせて，献立のサイクルに合わせた供食スタイルを考え「定食方式」「選択方式」「カフェテリア方式」など，各特定施設の食堂形式を生かして立案，計画・実施する．

献立には，予定献立と実施献立の2つがある．予定献立は発注時期に合わせて，季節ごとの献立サイクルを準備することが理想である．食事提供後の評価として，実施献立を作成する．急な食材料の変更や，料理の変更の有無を明記し，栄養価を再度計算して評価しなければならない．献立表の形式は自由であるが，記入方法や項目を設定し，評価しやすい形式にしておくことが必要である．

(3) 調理工程管理の概要

大量調理における調理工程については，栄養計画に基づいた献立の種類，食数，料理の質を

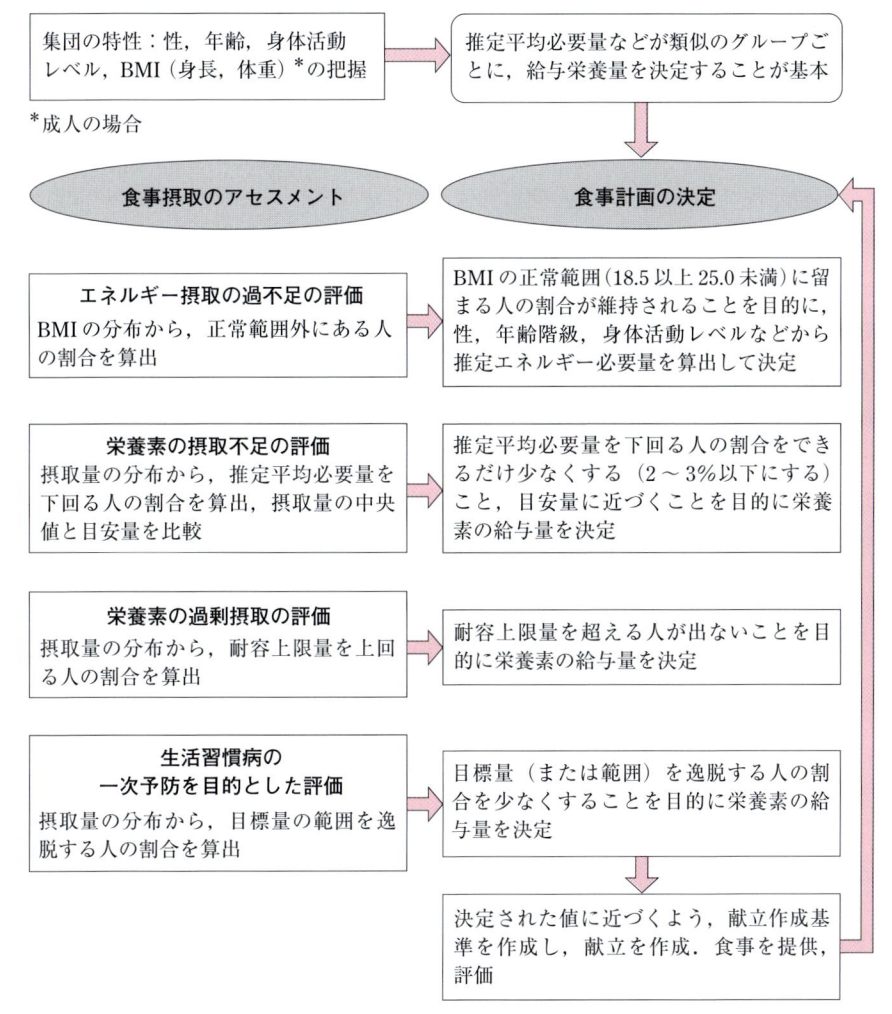

図2.27 給食管理を目的とした食事摂取基準の適用による食事計画のPDCAサイクルの概要

考慮して，所定の時間内に合理的，衛生的に実施することを目的に管理しなければならない．料理レシピ，作業マニュアルなどの作成を行い，温度管理，盛り付け方法を数値で評価し，細菌性食中毒の予防のために，HACCP手法（Hazard Analysis and Critical Control Point）の考え方に基づく衛生管理を実施することが必要である．

(4) 品質管理マニュアル

栄養管理の品質管理（QC：quality control）は，栄養管理の手順（図2.24）に基づき，個人の栄養管理計画書を作成する．栄養管理計画書には「栄養リスクを評価」「経時的な栄養状態の記録」「栄養不良状態を改善するための栄養量や投与方法」を明記する．また栄養状態が改善されない場合には，早急に再評価を実施し，改善方法を計画することが必要である．病院では，栄養サポートチームによる介入も検討する．また，給食管理を目的とした食事摂取基準の適用による食事計画のPDCAサイクルの概要（図2.27）を参考にして，「食事摂取量のアセスメント」と「食事計画の決定」をシステム化，マニュアル化しておくことも必要である．

2.7.3 栄養管理のためのチェック・評価項目（C）

栄養管理システムのためのチェック・評価を行うために各種の帳票を作成する．

● **各種帳票管理の実施**　栄養管理計画書，栄養管理報告書（栄養状態の評価など），栄養出納表，検食簿，残食・残菜調査表，嗜好調査表，などの帳票を管理する．

集団の摂取量の分布から，摂食不足や過剰摂取を防ぎ，生活習慣病の一次予防のための適切なエネルギーや栄養素の摂取量について目標とする値を決定し，それに基づき給食の給与量を決定し献立作成を行い，適切な品質管理のもとで調整された食事の提供が実施されたかどうかを評価する．

2.7.4 栄養管理のために必要な改善事項（A）

栄養管理においては，給食管理と相互に関係するものである．給食管理を目的とした食事摂取基準の活用の基本概念（図2.28），「集団の特性の把握」「食事摂取量のアセスメント」「食事計画の決定と実施」「栄養教育の計画と実施，検証」と，作業手順の基本的な考え方（表2.41）を再度チェックして，マネジメントサイクル（PDCAサイクル：図2.29）のP：Plan（計画），D：Do（実施），C：Check（検証），A：Action（改善）が円滑に実施されるように改善していくことが重要である．

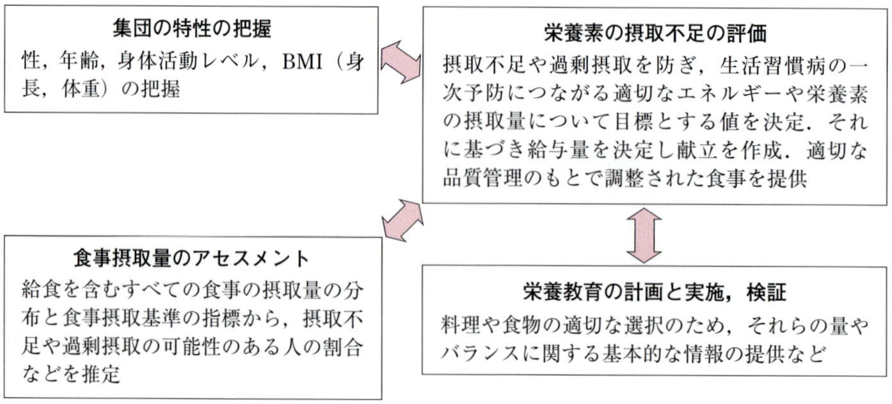

集団の特性の把握
性，年齢，身体活動レベル，BMI（身長，体重）の把握

栄養素の摂取不足の評価
摂取不足や過剰摂取を防ぎ，生活習慣病の一次予防につながる適切なエネルギーや栄養素の摂取量について目標とする値を決定．それに基づき給与量を決定し献立を作成．適切な品質管理のもとで調整された食事を提供

食事摂取量のアセスメント
給食を含むすべての食事の摂取量の分布と食事摂取基準の指標から，摂取不足や過剰摂取の可能性のある人の割合などを推定

栄養教育の計画と実施，検証
料理や食物の適切な選択のため，それらの量やバランスに関する基本的な情報の提供など

図2.28　給食管理を目的とした食事摂取基準の活用の基本的概念

2.7 栄養管理システム

表 2.41 給食管理を目的として食事摂取基準を用いる場合の作業手順の基本的な考え方

基本事項	作業手順の基本的な考え方
① 食事を提供する対象集団の決定と特性の把握	・食事を提供する集団を決定．次に利用者の性・年齢階級・身体特性（主として身長と体重），身体活動レベルの分布を把握または推定．
② 食事摂取量の評価	・食事摂取量を評価．給食に由来するもののみならず，すべての食事が対象．その中での給食からの寄与についての情報も得ることが望ましい． ・情報を得ることが難しい場合は，一部の食事だけ（たとえば給食だけ）について評価を行ったり，当該集団の中の一部の集団について評価を実施． ・さらに，集団については評価を行わず，他の類似集団で得られた情報をもって代用．
③ 食事計画の決定	・①と②で得られた情報に基づき，食事摂取基準を用いて，食事計画（提供する食種の数や給与栄養素量）を決定． ・集団が摂取するすべての食事を提供するのか，一部を提供するのかについても考慮して作成．
④ 予定献立の作成	・③に基づいて，具体的な予定献立を作成．
⑤ 品質管理・食事の提供	・④に従って，適切な品質管理のもとで調製された食事を提供．
⑥ 食事摂取量の把握	・利用者（集団）が摂取した食事量を把握．
⑦ 食事計画の見直し	・一定期間ごとに⑥の結果と①の見直しにより，③の確認，見直し．

P：Plan（計画）

エネルギー・栄養素の摂取量が適切かどうかをアセスメントする

アセスメントに基づき，エネルギー・栄養素摂取量の目指すべき値を決定し，計画を立案する

D：Do（実施）

計画を実施する

C：Check（検証）

エネルギー・栄養素摂取量が計画どおりの値となっているかどうか，その値が妥当かどうか，観察，検証する

A：Action（改善）

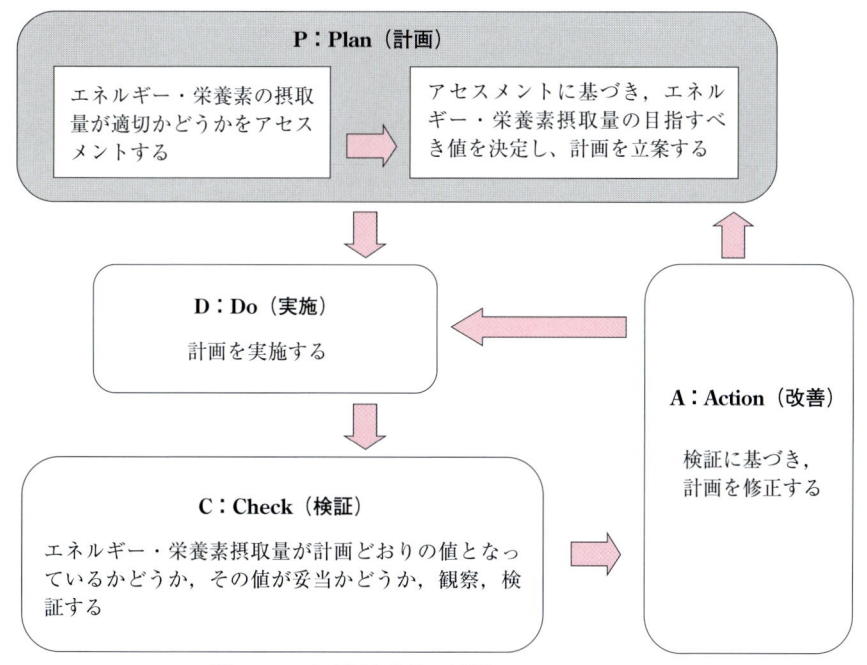

検証に基づき，計画を修正する

図 2.29 食事摂取基準の適用と PDCA サイクル

● **施設の特性を生かした改善例** Y 病院は，235 床（ベッド数）の急性期の病院であり，給与栄養目標量に則った栄養管理を行っていたが，入院患者の特性については把握していなかった．Y 病院の特性は，大腸・肛門病センターをもち，炎症性腸疾患患者が入院患者数の 20% 以上である．また，糖尿病センターもあるが，専門医が少ないため，糖尿病患者の入院患者数

は12％と低い比率であった．嗜好調査の結果，炎症性疾患（低脂肪食・低残渣食）の献立は，変化がなく不評であった．改善策として献立作成方法（展開方法）を変更した．糖尿病食（エネルギーコントロール食）からの展開を，低脂肪食からの展開とした．その結果「おいしい」「満足した」という患者の声が病院内で聞こえるようになり，また地域においても評判となった．

　食事摂取基準は5年ごとに改定されているため，給与栄養目標量も5年ごとに改定することが必要である．食事摂取基準を活用する場合のエネルギーならびに栄養素の優先順位を参考に，各施設に適した栄養管理システムの構築が必要である．

3 保健・医療・福祉・介護における給食経営管理システム

3.1 病院

3.1.1 病院給食の目的と特性

　病院給食と病院栄養士が医療の一環として位置づけられたのは，1948年の医療法の制定であり，その後，1950年には「完全給食制度」が策定され，1958年には「基準給食制度」と変更された．1961年には厚生大臣（現厚生労働大臣）が定める特別食について加算が認められた．また，病院給食にも患者サービスの視点が導入され，1992年には適時・適温の給食に対し「特別管理加算」が設けられ，「早い，冷たい，まずい」と批判が多かった患者食に「安心・安全そして美味しい」という食事サービスが求められるようになった．1994年には，食事料の一部定額自己負担を含んだ「入院時食事療養制度」がスタートし，「食堂加算」，「選択メニュー加算」が新設された．2006年の改正では，「特別管理加算」と「選択メニュー加算」が廃止され，「適時・適温」は入院時食事療養（Ⅰ）を実施する施設の留意事項の要件となった．同時に「栄養管理実施加算」が新設され，関係職種が共同して患者の栄養管理を行うことが点数化された．さらに2010年には「NST加算」としてチーム医療が認められ，管理栄養士の役割がますます重要となっている．

　病院給食には，直営方式と委託方式の形態があり，委託には全部委託，部分委託（配膳・下膳，盛り付け，調理，食器洗浄，材料調達など）と，実情にあわせてさまざまである．また，職員の雇用形態にも正職員，非常勤職員，パート職員などさまざまであり，施設の状況に応じて運用されている．現在の病院給食では，患者個人に適切な食事を提供するとともに喫食後の栄養管理など臨床分野にまで活躍の場が拡大され，フードサービスとクリニカルサービスの両面の知識・技術・能力が求められる．患者と関わることがさらに多くなり，さまざまなトラブルに対するリスク管理も重要となっている．また，臨床面，嗜好，患者QOLの向上対策などに加え採算面からもアウトカムを求められ，安心・安全・美味しい食事の提供と同時に効率的な運営システムを構築し，総合的な栄養部門のマネジメントが必要である．

3.1.2 入院時食事療養制度の目的

　入院時食事療養の趣旨は，「食事は医療の一環として提供されるべきものであり，それぞれの患者の病状に応じて必要とする栄養量が与えられ，食事の質の向上と患者サービスの改善をめざしてして行われるべきもの（2006（平成18）年9月29日保医発0929002）」で，食事の提供は，医療の重要な一部門であり，保険医療機関が入院患者の病状に応じて適切な食事を提供

し，その治癒あるいは病状回復の促進を図る役割を担っている．

(1) 入院時食事療養および入院時生活療養

　食事療法は，疾病治療の重要な要因であり，患者の病状に応じた適切な栄養量の食事を提供するとともに，喫食量を高めるための食事の質の向上と患者サービスの改善を目標に行われている．患者の病状・病態を知り，栄養改善，治療計画のためのアセスメントを行い，栄養・食事療法を計画・実施し，提供した食事内容に基づいて栄養評価を行い，再発・合併症を予防する栄養教育を行うものである．食事は，患者の栄養状態を改善し，治療に直接あるいは間接的に寄与し，さらに，媒体として食事療法の知識を習得し，正しい食習慣を身につけ，生活習慣病予防や健康の維持・増進を図る栄養教育の啓発を行い，入院中の患者QOL（生活の質）を向上させる役割を大きく担っている．

(2) 食事療養を担当する部門の位置づけと業務

●**栄養部門の位置づけ**　食事療養は医療の重要な部門であるため，担当する部門は独立し，病棟における栄養・食事管理などの実施に際し他の部門との連絡が十分に図られる機能的な位置づけが必要である．施設での位置づけは，それぞれの事情によって異なっており，一般的には，病院長直属，診療部門，診療協力部門などの医療部門に属していることが多いが，事務部門に位置づけられている場合も少なくない．全国では，約76.8％（対象7,037病院）が医療部門に属している（2008（平成20）年9月実施，日本栄養士会病院栄養士協議会調査）．また，その組織の責任者となる部門長には管理栄養士（または栄養士）が望ましいが，医師，事務職員などさまざまな職種の人が就いている．2008（平成20）年9月時点では，管理栄養士77.2％，栄養士6.5％が部門長として組織されている（日本栄養士会病院栄養士協議会調査）．

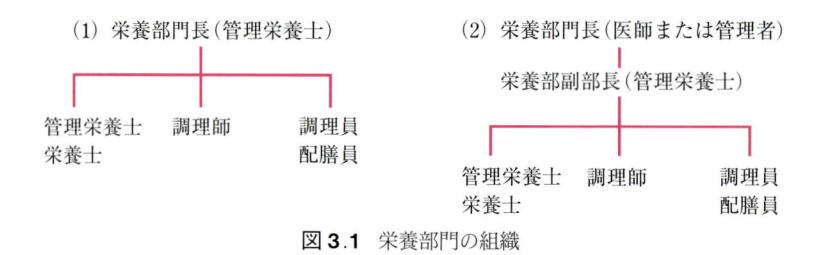

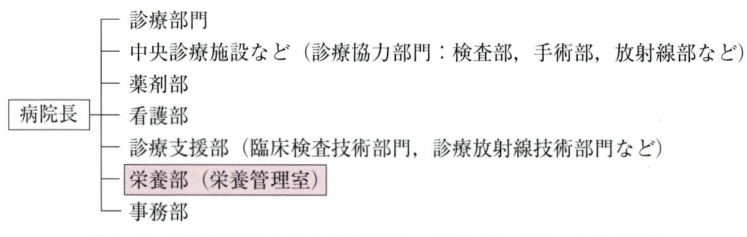

図3.1 栄養部門の組織

図3.2 病院組織における栄養部門の位置づけ（例：大学病院）

●**栄養部門の業務**　栄養士法において管理栄養士の業務が明確化され，健康増進法では特定給食施設の適切な栄養管理を行う規定と管理栄養士の配置について，それぞれ栄養管理基準が定められている．病院の食事療養を担当する部門の業務は，次のとおりである．

① 食事療養業務の企画，運営，実施に関すること．

② 食事療養施設，人事，事務などの管理に関すること．
③ 食事療養施設，食品，器具，環境などの衛生に関すること．
④ 栄養指導に関すること．
⑤ 食事療養の効果判定に関すること．
⑥ 他部門との連絡に関すること．
⑦ その他の食事療養に関すること．

　入院患者に対し，安心・安全で，適切な食事を快適な環境で美味しく提供する．その運営すべてに責任をもたなければならない．すなわち，患者食の栄養・食事管理，衛生・安全管理などを含めた病院給食に関わるすべてのシステムの監視・監督・実行が管理栄養士・栄養士のもとで行われる．これらの業務を限られた少数の管理栄養士・栄養士で遂行するためには，効率的なマネジメント力が求められる．

● **管理栄養士・栄養士の配置**　管理栄養士・栄養士の配置の規定については次のようなものがある．
① 医療法施行規則第19条により，病床数100床以上の病院では，栄養士を配置しなければならない．
② 健康増進法第21条第1項の規定により，継続的に1回300食以上，または1日750食以上を提供する病院では，管理栄養士を配置しなければならない．
③ 入院時食事療養（I）実施の基準では，管理栄養士・栄養士によって行われる．
④ 特定機能病院においては管理栄養士を配置しなければならない．
⑤ 栄養管理実施加算を算定するには，常勤の管理栄養士の配置が必要である．
⑥ 栄養食事指導の加算算定には，管理栄養士の指導でなければならない．
⑦ 栄養サポート加算算定には，栄養管理に係る所定の研修を終了した常勤管理栄養士が専任または専従であること．

3.1.3　食事の費用：入院時食事療養費

　入院患者の食事の費用（入院時食事療養費）は，健康保険から支給される額と，患者の自己負担額の両方から賄われ，栄養部門の全収入の大部分を占めている．その内訳は，基本額である入院時食事療養（I）あるいは（II）（保険負担と自己負担）と特別食加算，食堂加算，および特別メニューから成り立っている（表3.1）．

表3.1　入院時食事療養に関わる算定額（2010（平成22）年4月1日現在）

項　目	算定額
入院時食事療養費（I）	1食につき640円（1日3食を限度）
特別食加算	1食につき 76円（1日3食を限度）
食堂加算（0.5 m²/床）	1日につき 50円（病棟，診療所単位）
入院時食事療養費（II）	1食につき506円（1日3食を限度）

● **入院時食事療養および入院時生活療養において食事を提供する療養の基準**　入院時食事療養（I）を算定すべき入院時食事療養および入院時生活療養（I）を算定すべき生活療養の基準など（2008（平成20）年9月厚労省告示第475号）をまとめると，次のとおりである．
① 原則として，当該保険医療機関を単位として行うものであること．

② 入院時食事療養および入院時生活療養の食事の提供は，管理栄養士または栄養士によって行われていること．
③ 患者の年齢，病状などによって適切な栄養量および内容の食事療養および入院時生活療養の食事の提供が，適時に，かつ適温で行われていること．

このような基準を満たしたうえで，地方厚生局長または地方厚生支局長に届け出を行って実施する．

3.1.4　業務の委託

食事の提供に関する業務は保険医療機関自らが行うことが望ましい（原則直営）が，保険医療機関の管理者が業務遂行上必要な注意を行える体制と契約内容により，食事療養の質が確保される場合には，保険医療機関の最終的責任者のもとで第三者に委託することができる．その場合，医療法および医療法施行規則の規定に沿っていることが必須である，食事提供業務の第三者への一部委託については「医療法の一部を改正する法律の一部施行について（1993（平成5）年2月15日健政発第98号厚生省健康政策局長通知）」の第3および「病院，診療所の業務委託について（平成5年2月15日指第14号厚生省健康政策局指導課長通知」に基づき行う．業務を委託・受託いずれの立場であっても，これら規則に則って業務を行うために，規則を熟読することと，委託・受託する業務を熟知しておくことが大切である．

病院が自ら実施すべき業務を表3.15に示した．受託業者にあっては，受託業務を継続的かつ安定的に遂行できる能力を有すること．病院が掲げる目標について具体的な改善目標が策定できることなどの業務体制の整備や委託業務従事者に対する標準作業書に関すること，患者の秘密保持，食中毒と感染症の予防に関する基礎知識などの研修会を行うことが求められている．2008（平成20）年9月時点で6,633病院のうち直営は39.1%で，約60%の施設では何らかの業務を委託している．

● **院外調理システム**　患者に提供する食事を施設外の調理加工施設を使用して調理を行う方法である．クックチル，クックフリーズ，真空調理法などがあるが，病院給食の特殊性から三つの方法を組み合わせることが望ましい．しかし，常温（10℃以上，60℃未満）での運搬には衛生面での不安があるため，冷蔵もしくは冷凍で運搬し，喫食前に再加熱を行っている．調理方法は，すべてHACCPに基づく衛生管理で行われているが，現状では，院外施設からの搬送時における品質管理，頻繁な食数・食事内容の変更，煩雑な個別対応，トラブル発生時の対応など解決すべき事項は多い．

3.1.5　食事療養の業務内容

患者に提供される食事は，一般食と特別食に大別される．一般食とは，特別食以外の患者食で，その食事形態により，流動食，軟食および常食に分けられる（表3.2）．

表3.2　一般食の食形態

常食	おおむね普通の社会生活を営むことができる程度の患者を対象とした食事であり，米飯または軟飯とこれに相当する副菜で消化しやすいものを提供する．
軟食	主食の形態が粥（全粥，7分粥，5分粥，3分粥など）で，副菜は，消化器官に物理的刺激が少なく，消化吸収が容易なものを提供する．
流動食	流動体で，残渣，不消化物，刺激性調味料を含まず，機械的刺激の少ないもの．

(1) 一般食における栄養補給量

入院患者の栄養補給量は，性，年齢，体格，身体活動レベル，病状などによって個々に適正量が算定されるが，医師の食事箋または栄養管理計画による栄養補給量を用いることを原則としている．これによらない場合には「日本人の食事摂取基準2010」を参考にする．さらに，患者個人の疾病，栄養状態，摂食・嚥下の状態などを把握し，適切な栄養補給量の提供と食形態（表3.2）への配慮が必要となる．

(2) 特別食提供の原則

特別食とは，疾病治療の直接手段として，医師の発行する食事箋に基づき提供する適切な栄養量および内容を有する患者食をいう．入院時食事療養（Ⅰ）を行う保険医療機関では，疾病治療の直接手段として，医師発行の食事箋に基づき，特別食としての献立表を作成し，厚生労働大臣の定める特別食を提供した場合には，一定額の診療報酬加算が認められている．

(3) 約束食事基準

各疾患の病態に応じて医師の発行する食事箋に基づき実施するが，一般的には院内において治療食の栄養基準を取り決め，院内約束食事基準としており，疾患別による「食種別栄養基準」と「栄養成分別基準」が用いられている．

食種別栄養基準は，病名と食種が一致しているため医師などの関係者には理解しやすい．栄養成分別分類では，病態，症状から必要な栄養成分の特徴によって，エネルギーコントロール食，たんぱく質コントロール食，脂質コントロール食などに分類される．

① エネルギーコントロール食は，1日のエネルギー量で区分した食事であり，脂質と炭水化物を制限する．糖尿病，肥満，脂肪肝などに用いられる．塩分制限を付加して，高血圧，心臓病，妊娠高血圧症候群などにも用いられる．

② たんぱく質コントロール食は，1日のたんぱく質を制限する場合と付加する場合があり，たんぱく質制限食は急性腎不全，透析期，肝硬変非代償期などに用いられ，高たんぱく質食は，1日のたんぱく質を80g以上の量で設定し，急性肝炎の回復期，低栄養状態の患者などが対象となる．

③ 脂質コントロール食は，脂質を10～30gの間で制限し，肝炎（黄疸併発時），膵臓・胆嚢疾患などに用い，脂質のP/S比を1.5～2.0に調整し，コレステロールを制限した脂質異常症Ⅱa，Ⅱbなどに用いる．

④ 塩分制限食は，エネルギーコントロール食やたんぱく質コントロール食など，ほかの食種に条件として付加される．

⑤ 易消化食は，エネルギーやたんぱく質をより消化吸収しやすいよう調整したうえで，栄養補給量は必要量を満たしたものである．胃炎，十二指腸潰瘍，消化・吸収能低下時に適応となる．

⑥ また，それぞれの食事に特別指示項目（きざみ，ペースト，とろみ，骨なしなど），あるいは禁止事項（乳製品禁止，牛肉禁止，グレープフルーツ禁止，納豆禁止，茸類禁止など）の個別条件が複数加わり，煩雑な個別対応となっている．

3.1.6 帳簿などの整備

食事療養を実施するにあたり必要な帳簿などを整備する必要がある．帳簿などは報告するときの資料でもあるが，栄養管理や給食経営管理の評価，食事の質の向上などに客観的データと

して活用できる．献立内容，患者の喫食状況，食事の材料，栄養出納，材料原価，金銭出納など各種の報告書を作成する．必要な書類を精査し，効率よく常に簡素化し整備することが大切である．また，情報の漏洩が起こらないよう保管場所や保存期間を決め，適切に保管するとともに期間を経過したものは適切な方法で廃棄し，その記録も保管する．

① 普通食（常食）患者年齢構成表および給与栄養目標量については，献立作成の目安となるため，患者の特性を踏まえ，定期的に必要に応じて見直しを行っておくことが必要である．喫食調査，食事箋，献立表，患者入退院簿および食料品消費日計表，給食日誌，食事療養従事者健康管理簿（検便を含む），勤務表などの帳簿類を整備しておく．

② 献立表は，食事の提供を行うための作業工程表として必要である．また，特別食加算を算定する場合には，献立表が必須である．給与栄養目標量，食形態，食品市況，調理技術，設備などを考慮して食事療養担当者が立案，作成し，事前に管理者の承認を得ておくことが必要である．献立表に示されたとおりの操作（食品の入手，仕込み，調理，盛り付けなど）を行う．そして，食事の提供が完了した後には，実施報告書（実施献立表）として保存しておかなければならない．

③ 食料品消費日計表は，食材料の出納を明確に記録することにより，食材料管理を的確に行うための帳簿である．在庫食品（穀類，調味料，乾物，缶詰など）と即日消費する食品については，それぞれ在庫受払簿，食糧現品出納簿として記録する．

④ 患者入退院簿は，入退院の患者数によって提供食数が変動するため，入退院数は正確に把握しておく必要がある．ただし，患者入退院簿がほかの部門に備えられている場合には備える必要はない．また，患者の入退院や食事変更に伴う食事伝票あるいは変更伝票を備えるとともに，毎食の食数一覧表や日計表を作成することが必要である．

⑤ 食事箋とは，患者の病状および栄養状態に応じ，どれだけのエネルギー，たんぱく質，脂肪などを含む栄養補給量を決めるもので，医師が発行する．食事箋は，食事療養開始日，終了日，主治医を明記し，指示経過が明らかなように整理しておく．

3.1.7 食事療養の内容の検討

病院・施設内における患者食の改善や栄養・食事管理法の協議や連絡調整および意思決定機関として給食委員会，栄養管理委員会などを設置する．構成員は，医師（内科系，外科系，歯科口腔外科など），看護師（病棟，安全管理担当，褥瘡担当など），管理栄養士，栄養士，経営担当者その他食事関係者である．委員会は，月に1回程度開催され，協議，検討された内容は議事録にまとめ，病院運営会議へ報告し，必要に応じて患者・職員に広報する．

3.1.8 検　　食

医師，管理栄養士または栄養士による検食が毎食行われ，その所見が検食簿に記入されていることが必要である．患者に提供する食事について，患者の治療方針，栄養的観点から，その量および質が適切であるかどうか，食品衛生の見地から衛生的に取り扱われているか否かを調べるとともに，経済的または嗜好的に適当であるか否かなど調理に対する評価を含め総合的な評価を受けるために実施し，入院時食事療養（Ⅰ）の届け出を行っている保険医療機関においては必須の要件である．

3.1.9 献立作成，調理法，盛り付け，配膳，補食など

患者の嗜好や喫食率の向上に配慮した調理法や盛り付け方を常に工夫するとともに，配膳に

ついては，誤配膳に注意するなど患者サービスに配慮した食事の提供を行う．補食については，嗜好品以外の飲食物の摂取は原則として認められていない．果物類，菓子類など病状に影響しない程度の嗜好品を適当量摂取することは許されている．

● **献立作成** 献立は，利用者の必要な栄養量を満たし，嗜好を満足させ，食習慣を正すものであるため，計画的に作成する．特別食の献立は，食事療法の原則に従って作成する（表3.3）．

● **調理法** 調理作業は，管理栄養士，栄養士の十分な監督のもとになされ，献立に正しく従い，栄養的に，しかも衛生的に細心の注意を払って行う（表3.3）．

表3.3 献立作成と調理法の条件

献立作成	① 給与栄養目標量に沿っていること． ② 患者の実情に適応した献立であること． ③ 毎日の食事に変化を与えるような食事であること． ④ 栄養的かつ衛生的に適切な食品の組合せおよび選択が行われていること． ⑤ 設備，労力などを考慮して調理，配食が可能なものであること．
調理法	① 献立表に基づいて調理が行われていること． ② 調理技術については，たえず向上に努めること． ③ 調理作業を合理的，かつ，科学的に行うために調理器械器具の整備，配置などについても，たえず研究すること． ④ 調理従業員が作業をする際には，作業日誌，作業予定表などを作成し，能率良く作業する習慣をつけること． ⑤ 調理作業員は，栄養および衛生の知識を十分に身に付けるように努めること．

● **盛り付け** 盛り付け方によって患者の食欲が亢進し，摂取量の向上が図れるため，食器の選択（形，大きさ，色彩，清潔など），盛り方の工夫，適度な温度などの条件を考慮する．患者の喫食状況の観察は，管理栄養士・栄養士あるいは看護師によって行われることから，常に看護部門との連絡，協力が十分とれるような体制をとっておく．

3.1.10 適時適温

適時適温の食事提供が入院時食事療養（Ⅰ）および入院時生活療養（Ⅰ）の要件である．適時については，特に，夕食は午後6時以降に提供する．適温については，保温・保冷配膳車，保温配膳車，保温トレイ，保温食器，食堂のいずれかを用いて，入院患者全員に適温の食事を提供する体制を整えておく．

3.1.11 衛生管理

食事療養を行う食品衛生は，医療法および医療法施行規則の基準ならびに食品衛生法（1957（昭和22）年法律233号）に定める基準以上であり，HACCP（hazard analysis critical control point：危害分析重要管理点），大量調理施設衛生管理マニュアルなどの規定に従って実施する．衛生管理は，①従業員に対する管理，②食品に対する管理，および③食品倉庫，冷蔵庫，消毒槽，排水汚物および防蠅，防鼠など施設，設備，環境に対する管理に分けられる．また，食事の提供に使用する食器などの消毒も適正に行われていることが重要である．

食器の洗浄・消毒は，十分洗浄した後，熱湯，蒸気または衛生的に無害かつ有効な消毒液で消毒しなければならない（表3.4）．

● **従業員の健康管理** 従業員の健康管理については，採用時の健康診断と，年に1回の健康診断および月1回以上の糞便検査を実施する．ノロウイルスの検査については，必要に応じ

表 3.4　食器の洗浄・消毒ならびに器具などの衛生管理

食器の洗浄・消毒	① 熱湯消毒の場合は，摂氏 80 度以上の熱湯に 5 分間以上浸漬すること． ② 蒸気消毒の場合は，摂氏 100 度以上の熱に 10 分間以上ふれさせること． ③ 薬液消毒の場合は，有効な消毒薬に必要な時間浸漬すること． ④ 伝染病患者の使用した食器は，熱湯消毒は摂氏 95 度以上の熱湯に 20 分間以上，蒸気消毒は，摂氏 100 度以上の熱に 15 分間以上ふれさせること．
器具などの衛生管理	① 魚，肉，野菜などの調理に使用するまな板，包丁などの食品取扱器具は，それぞれその使用目的以外に使用してはならない． ② 仕込み室にて使用する包丁は，調理室において使用する包丁と区分しなければならない． ③ 調理器は最低 1 日 1 回以上，分解して洗浄・消毒し，乾燥させるとともに，プレートなど刃物は，さびを生じさせないよう研いでおくとともに，使用後流水で洗浄殺菌し，のち自然乾燥させなければならない． ④ 水道水以外の使用水は，常に飲用適であるよう水質検査を励行することが必要で，検査は，年 2 回以上行い，検査結果は 1 年間保管すること．また，始業前および調理作業終了後に，色，濁り，におい，異物，遊離残留塩素（0.1 mg/L 以上）について毎日検査が必要である．

10 月から 3 月の期間に行うことが望ましいとされている（大量調理施設衛生管理マニュアル 2008）．

3.1.12　特別メニューの掲示

特別メニューの食事を提供している保険医療機関は，病棟内など患者に見えやすい場所に，患者の自己負担により特別メニューの食事を選択できることと食事の内容および特別料金について掲示することが必要である．

3.1.13　栄養食事指導

医師の指示のもと，治療の一環として患者に十分な栄養食事指導を行うことが必要である．保険医療機関における食事は，患者の疾病治療の直接的ないし間接的手段として行われるもので，患者の病状，食欲，嗜好などに応じた食事が提供されている．その食事の効果を高めるため，患者の十分な理解をえるために欠くことのできないものが栄養教育である．管理栄養士・栄養士は積極的に患者に接し，栄養に関する関心を高め，食事療養の必要性を納得させ，提供した食事を完食できるよう教育しなければならない．栄養食事指導を行った後には，その経緯を記録することが必要であり，医師あるいは看護師と絶えず連絡をとるとともに，食事の摂取状況と病状や身体状況を把握するため病棟での管理栄養士・栄養士の働きが求められる．

3.1.14　チーム医療および地域連携

個々の患者に対して，管理栄養士が中心となって医師，薬剤師，看護師，臨床検査技師，言語聴覚士，理学療法士，その他関係職員とチームを組み，おのおのの高い専門性をもち寄り，目的と情報を共有し，業務を分担するとともに互いに連携・補完し合い，患者の状況に的確に対応した医療を提供するシステムである．すでに，NST（栄養サポートチーム），緩和ケアチーム，褥瘡チーム，摂食嚥下チームなどが活動している．大切なことは，各職種の専門性を尊重し，医療法など，法的規制を越える行為をしてはならないことである．医療技術の進展や教育環境の変化など，常に医療現場の情報を収集・把握し，専門性を生かした的確なチームアプローチができるように日々研鑽しておくことが重要である．チーム医療のなかで行っている管理栄養士の業務は下記のとおりである．

① 一般食（常食）については，医師の包括的な指導を受け，その食事内容や形態を決定し，または変更する．

② 特別治療食については，医師に対し，その食事内容や形態を提案する（食事内容などの変更を提案することを含む）．
③ 患者に対する栄養指導について，医師の包括的な指導（クリニカルパスによる明示など）を受けて，適切な実施時期を判断し，実施する．
④ 経腸栄養療法を行う際に，医師に対し，使用する経腸栄養剤の種類の選択や変更を提案する．

さらに，地域連携への輪が広がり，患者を1病院で診るのではなく，地域で支援するシステムが創設され，活動を始めている．病診・病病連携などが進み，診療情報とともに，栄養・食事情報も共有化し，患者にとって一元化された栄養管理が積極的に実施されるべきである．

3.1.15 栄養管理実施加算

入院患者ごとに作成された栄養管理計画に基づき，関係職種が協働して患者の栄養管理管理を行う．入院時に栄養スクリーニングおよび栄養アセスメントを行い，栄養リスクの程度を把握し，栄養管理計画書（栄養補給法・量，栄養教育）を作成する．多職種協働により課題解決に向けてのケアプランの実施，チェック，モニタリング，評価を行い，継続的な栄養の改善と再アセスメントとを行う．多職種の理解や協力をえた手順を作成するとともに手順を標準化し，質の均一化を図る．栄養管理実施加算を算定するためには，常勤の管理栄養士を1名配置し，医師，薬剤師，看護師などの医療従事者が連携する体制を構築する必要がある．栄養管理を実施することで，栄養状態の改善や褥瘡の予防・改善，在院日数の短縮，薬剤使用量の減少，院内感染の減少など，その効果が報告されている．

表3.5 「病院機能評価」の栄養部門に関する項目

項　目	評価内容
栄養管理の体制が確立している．	① 栄養管理などに必要な人員が適切に配置されている． ② 管理・責任体制が明確である． ③ 機能および業務量に見合う人員が配置されている．
栄養管理などに必要な施設・設備・器具などが整備され，適切に管理されている．	① 栄養管理や栄養指導のための施設・設備が整備されている． ② 給食施設・設備が整備され，適切に管理されている．
栄養管理の業務マニュアルが適切に整備されている．	① 栄養管理の基準・手順が明確である． ② 栄養指導の基準・手順が明確である． ③ 調理業務の基準・手順が整備されている．
栄養管理機能が適切に発揮されている．	① 栄養相談・指導・管理機能が適切に実施されている． ② 必要な患者に栄養指導が実施されている．
食事が適切に提供されている．	① 食事が適時に提供されている． ② 食事の快適性に配慮されている． ③ 患者の特性や希望に応じた食事が提供されている．
食事の安全性が確保されている．	① 食材の検収・保管，調理，配膳・下膳，食器の洗浄・乾燥・保管のプロセスが衛生的に実施されている． ② 延食への対応が適切である． ③ 使用した食材および調理済食品が2週間以上冷凍保存されている．
栄養管理機能の質改善に取り組んでいる．	① 栄養管理に関わる職員の能力開発に努めている． ② 院内外の勉強会や学会・研修会の機会があり参加している． ③ 学会・研修会への参加報告が行われ，業務の改善に役立てている． ④ 職員個別の能力に応じた教育がなされている．
栄養管理業務の質改善を推進している．	① 栄養管理の課題が検討されている． ② 調理業務の課題が検討されている． ③ 改善の計画と実績がある．

［日本医療機能評価機構より］

3.1.16 栄養サポートチーム（NST）加算

2010年の診療報酬改定において新設された多職種からなるチームによる取り組みに対する評価である．算定要件は，①対象患者に対する栄養カンファレンスと回診の開催（週1回程度），②対象患者に関する栄養治療実施計画の策定とそれに基づくチーム診療，③1日当たりの算定患者数は，1チームにつきおおむね30人以内とすることなどである．施設基準としては栄養管理に係る研修を終了した常勤の医師，看護師，薬剤師，管理栄養士の専任とそのうち1人の専従であり，入院医療の充実を図る観点からの評価である．

3.1.17 病院患者食の品質保証と標準化

日本医療機能評価機構では，病院機能を体系的な審査により客観的に評価しており，その具体的に示された評価内容により病院の現状を客観的に把握することができる．その「病院機能評価」の栄養部門に関する項目を表3.5に示す．

3.2 高齢者福祉施設

高齢者施設には老人福祉法で規定される老人福祉施設と，おもに介護保険法で規定されている指定介護老人福祉施設，介護老人保健施設，指定介護療養型医療施設などがある．介護保険は，2000（平成12）年に高齢者の介護を家族だけでなく社会全体で支えることを目的に開始された．また，2005（平成17）年の見直しによって，高齢者の生活の質を高めるため，また低栄養状態などの予防・改善のために栄養ケア・マネジメントに取り組むことが求められた．2009（平成21）年の見直しでは栄養管理体制加算（栄養士配置加算，管理栄養士配置加算）が基本サービス費に包括された（引き続き評価はされる）（図3.3）．

サービスには施設サービス（入所サービス）と居宅サービス（訪問，通所，短期入所）がある．

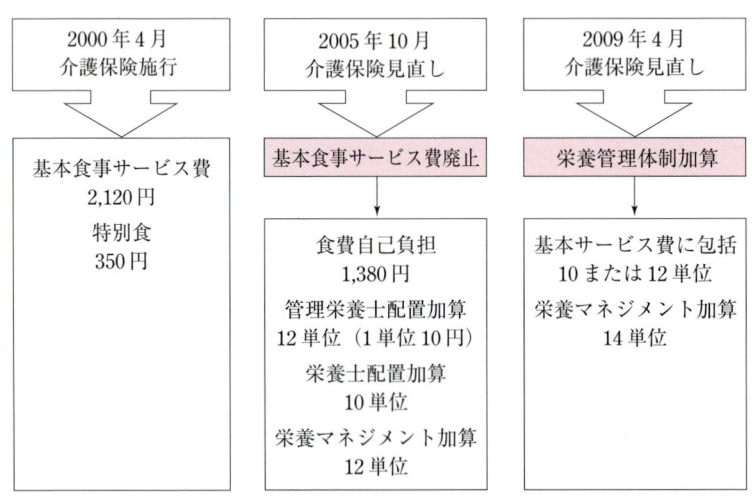

2000年4月 介護保険施行	2005年10月 介護保険見直し	2009年4月 介護保険見直し
	基本食事サービス費廃止	**栄養管理体制加算**
基本食事サービス費 2,120円 特別食 350円	食費自己負担 1,380円 管理栄養士配置加算 12単位（1単位10円） 栄養士配置加算 10単位 栄養マネジメント加算 12単位	基本サービス費に包括 10または12単位 栄養マネジメント加算 14単位

図3.3 介護保険の見直しによる変更

3.2.1 高齢者福祉施設サービス

施設サービスには介護福祉サービス，介護保険施設サービスおよび介護療養施設サービスがある．介護福祉施設には特別養護老人ホーム，養護老人ホーム，軽費老人ホームがある．また

介護保険施設には介護老人福祉施設，介護老人保健施設および介護療養型医療施設がある．

(1) 高齢者介護福祉施設のサービス

サービスは老人福祉法，介護保険法に基づいて行われている．介護保険法が施行されてから手続きは措置から契約に変わりサービスを受ける側が施設を選択することができる．2005（平成17）年の見直しによって，居住費，食費が保険給付から外れ，利用者負担となった．また，2009（平成21）年の見直しでは，栄養士・管理栄養士配置加算が基本報酬に組み込まれた．

高齢者介護福祉施設食事サービスの目的は，次のとおりである．

① 個人差の大きい高齢者の食事の提供には咀嚼や嚥下障害などの問題がある．
② 楽しみである食事をすることにより機能の改善を図る．
③ 嚥下困難者の食事の提供により脱水・低栄養の予防，改善に繋げる．

(2) 高齢者介護福祉施設食事サービスの特徴

高齢者は，機能・器質の低下などにより摂食・嚥下障害を起こしていることが多く，低栄養，脱水などを伴っていることもあり，個人の摂食状況に合わせた食事形態での提供が必要である．

● **摂食・嚥下障害** 摂食とは食べること，食事をとることをさす．嚥下とは飲み込むこと，飲み込む動作をさす．摂食・嚥下障害は食べること，飲み込むことが障害されていること．

● **低栄養** たんぱく質・エネルギー栄養障害（protein energy malnutrition：PEM）は摂食量の低下，運動量の減少のため筋肉量の減少が見られる．また，消化吸収機能の低下のため，血清アルブミンが 3.5 g/dL 以下に減少した状態をいう．わが国の高齢者の約 40％ が PEM だといわれている．

● **脱水** 脱水とは食欲不振により食事量や飲み物が不足することであり，摂取不足が原因である．また，下痢，嘔吐，発熱などによっても脱水を引き起こす．健康であれば，体液と電解質のバランスが崩れることはないが，高齢者になると，腎臓の働きが弱くなるので体内の老廃物を排出するために多くの水分が必要になる．水分の摂取不足がわかったときには水，お茶などではなくイオン飲料を摂取させるとよい．

3.2.2 高齢者施設の食事に関わる財源

(1) 介護保険施設

2005（平成17）年10月の介護保険法の見直しの結果，基本食事サービス費は廃止となり，食費は利用者負担（1,380円）となった（介護老人福祉施設，介護老人保健施設，介護療養型医療施設といずれもショートステイ，デイケア，デイサービス）．この金額の範囲内で食材料費と調理相当分を基本として，金額は施設と利用者との契約で決めることができる．

● **栄養管理に関わる介護報酬**

① 栄養管理体制加算：2009（平成21）年度から基本報酬に組み込まれた（管理栄養士12単位，栄養士10単位）．

② 栄養マネジメント加算（14単位）： 高齢者の低栄養状態などを把握し，予防・改善のために，個々の栄養状態に合わせて栄養ケア・マネジメントを実施する．常勤の管理栄養士を1名配置し，栄養ケア計画を立てること．家族に説明し同意を得られた日から栄養マネジメント加算は算定される．

③ 経口移行加算（28単位）： 経管で食事を摂取している者で，経口による食事の摂取を進

めるために栄養管理が必要で，医師の指示を受けた者が対象である．

④ 経口維持加算：経口維持加算Ⅰ（28単位）は，経口により食事を摂取する者であって，著しい摂食機能障害を有し造影検査または内視鏡検査により誤嚥が認められるものに加算される．経口維持加算Ⅱ（5単位）は，経口により食事を摂取する者であって，摂食機能障害を有し誤嚥が認められるものに対して加算される．

⑤ 療養食加算（23単位）：疾病治療の直接手段として，医師の発行する食事箋に基づき提供された適切な栄養量および内容を有すること．また，短期入所生活介護，療養介護でも，療養食加算の算定ができる．通所サービスに関しては，栄養改善加算の算定ができる．

● **栄養・食事管理**（栄養ケア・マネジメント）　高齢者は個人差が大きい上に，機能の低下，咀嚼，摂食・嚥下障害，消化・吸収機能の低下，運動量の低下に伴う食事摂取量の低下がみられる．これらの特徴を考慮して栄養管理を行うことが必要である．入所時，体調の変化時などに栄養ケア・マネジメント（図3.4）を実施する．

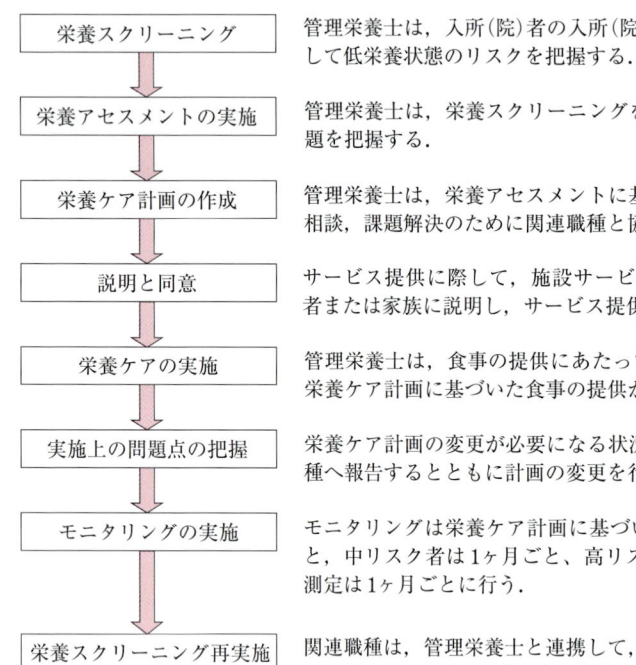

栄養スクリーニング	管理栄養士は，入所（院）者の入所（院）後遅くとも1週間以内に関連職種と協働して低栄養状態のリスクを把握する．
栄養アセスメントの実施	管理栄養士は，栄養スクリーニングを踏まえ，入所（院）者ごとに解決すべき課題を把握する．
栄養ケア計画の作成	管理栄養士は，栄養アセスメントに基づいて入所（院）者の栄養補給，栄養食事相談，課題解決のために関連職種と協働して，栄養ケア計画を作成する．
説明と同意	サービス提供に際して，施設サービス計画に併せて栄養ケア計画を入所（院）者または家族に説明し，サービス提供に関する同意を得る．
栄養ケアの実施	管理栄養士は，食事の提供にあたっては，給食業務の実際の責任者に対して，栄養ケア計画に基づいた食事の提供ができるように説明および指導する．
実施上の問題点の把握	栄養ケア計画の変更が必要になる状況が確認された場合には，対応する関連職種へ報告するとともに計画の変更を行う．
モニタリングの実施	モニタリングは栄養ケア計画に基づいて，低栄養状態の低リスク者は3ヶ月ごと，中リスク者は1ヶ月ごと，高リスク者は2週間ごとなどに適宜行う．体重測定は1ヶ月ごとに行う．
栄養スクリーニング再実施	関連職種は，管理栄養士と連携して，低栄養状態のリスクにかかわらず，栄養スクリーニングを3ヶ月ごとに実施する．

図3.4　栄養ケア・マネジメントの手順

給与栄養目標量は「日本人の食事摂取基準2010」を参考に，性，年齢，身長，体重，身体活動レベル，栄養状態などによって適正量を算出する．一般食の必要エネルギーは，高齢者は個人差が大きいため，個々の推定エネルギー必要量（EER）を算出し決定する（6ヶ月に1回作成する）．その算出方法は，次式のとおりである．

$$\text{EER（kcal/日）} = \text{基礎代謝量（kcal）} \times \text{身体活動レベル}$$

基礎代謝量＝性・年齢別基礎代謝基準値×標準体重(kg)，標準体重＝[身長(m)]^2×22である．高齢者の場合，身体活動レベルは，たとえば，低い場合1.3，普通1.5，高い1.7などの係数で表される．

また，たんぱく質は，推奨量（RDA）以上，目標量（DG）25％エネルギー未満とする．脂質は，目標量（下限）15％エネルギー，（上限）25％エネルギーとし，炭水化物は，60％エネルギー前後とする．その他，無機質およびビタミンは，「日本人の食事摂取基準2010」を参考にする．

　療養食は，医師の指示による食事箋に従がって病態別の治療食を提供する．高齢者施設においては療養食によって低栄養を招かないように配慮する．

　食形態は，常食，きざみ食，極きざみ食，ミキサー食，ゼリー食，流動食，ソフト食と多様である．食事の形態は利用者の状態によって変化するもので，それぞれの利用者に適した食事形態を多職種によって決定していく．高齢者施設では給与栄養目標量を朝食，昼食，夕食，間食の4食に配分する．食事摂取が困難な高齢者が多いため個人の摂取状況に合わせた配分が望まれる．

(2) 高齢者福祉施設

　養護老人ホーム，老人短期入所事業，老人デイサービス事業は措置であるため，最低基準の生活を維持するための措置費から本人・扶養義務者の所得に応じた負担額を除いた差額は国や市町村が負担している．

　軽費老人ホームは契約であり，必要経費（食費，家賃相当分）は自己負担となっている．事務費などは所得に応じて利用者から徴収する．

(3) 運営形態

　高齢者福祉施設では給食の外部委託化が進んでいるが，栄養管理，調理管理，材料管理，施設設備管理，業務管理，衛生管理，労務衛生管理については施設が自ら行う業務と定められている．

(4) 食事計画

　栄養ケア計画を考慮し，個々人の満足が得られるために，旬の食材をはじめ多くの食品を使用して，献立を作成する．毎日の楽しみである食事に変化をつけるために，行事食や郷土料理をとり入れ，決められた食材費の中で一般食，行事食をとり混ぜていく．

(5) 生産管理

　摂食・嚥下障害による食事形態の多様化，低栄養改善のための食事の提供などさまざまである．衛生管理や安全性の面から調理方法の改善が望まれる．現在クックサーブシステムが主流だが，一部新調理システムを取り入れている施設もある．

3.2.3　配食サービス

　配食サービスは自治体によって異なっているが，利用料の一部に市町村特別給付金を当てている場合と，全額利用者が負担する場合とがある．療養食や食事形態に対応している配食サービスはまだ一部のみであり，運営は介護保険施設，民間企業，NPO，ボランティアなどが行っている．

3.3　学　　校

3.3.1　学校給食の目的

　学校給食法第1章第1条に，「学校給食が児童および生徒の心身の健全な発達に資するもの

であり，かつ，児童および生徒の食に関する正しい理解と適切な判断力を養う上で重要な役割を果たすものであることをかんがみ，学校給食および学校給食を活用した食に関する指導の実施に関し必要な事項を定め，もって学校給食の普及充実および学校における食育の推進を図ることを目的とする．」と定められており，その主旨に則って行われている．

3.3.2 学校給食の目標

学校給食法（最終改正2008（平成20）年6月18日）第2条に，次のように定められている．
一 適切な栄養摂取による健康の保持増進を図ること．
二 日常生活における食事について正しい理解を深め，健全な食生活を営むことができる判断力を培い，および望ましい食習慣を養うこと．
三 学校生活を豊かにし，明るい社交性および共同の精神を養うこと．
四 食生活が自然の恩恵の上に成り立つものであることについて理解を深め，生命および自然を尊重する精神ならびに環境の保全に寄与する態度を養うこと．
五 食生活が食に関わるさまざまな活動に支えられていることについての理解を深め，勤労を重んずる態度を養うこと．
六 わが国や各地域の優れた伝統的な食文化についての理解を深めること．
七 食料の生産，流通および消費について，正しい理解に導くこと．
以上の目標を実現するために，国や地方公共団体は学校給食が実施されるように努めている．

3.3.3 学校給食の実施

学校給食を実施するにあたり，その業務の運営について，臨時行政調査会，臨時行政改革推進審議会および総務庁から合理化の必要性が指摘された．「学校給食業務の運営の合理化について」（文部省体育局長通知，1985（昭和60）年1月21日）学校給食の業務は学校教育活動の一環であるので，合理化の実施において，学校給食の質の低下を招かないようにする．合理化として，パートタイム職員の活用，共同調理場方式，民間委託などの方法がある．

学校給食の実施にあたっては教育委員会の管理のもと，単独調理場方式においては学校長が，共同調理場方式においては調理場長が責任者として行っている場合が多い．

学校給食運営の実務にあたっては，学校給食法第7条に学校給食栄養管理者は，「義務教育諸学校または共同調理場において学校給食の栄養に関する専門的事項をつかさどる職員は教育職員免許法に規定する栄養教諭の免許状を有する者または栄養士法の規定による栄養士の免許状を有する者で学校給食の実施に必要な知識もしくは経験を有するものでなければならない．」と定められている．また，学校給食の実施に関しては，学校給食法第2章第8条に，児童または生徒に必要な栄養量，そのほかの学校給食の内容および学校給食を適切に実施するために必要な事項について維持されることが望ましい基準（学校給食実施基準）を定めている．

(1) 学校給食実施状況

2007（平成19）年5月1日現在で学校給食を実施している学校数は全国で32,972校，実施率は94.5%である．給食の種類は完全給食，補食給食，ミルク給食の提供方法があるが，完全給食の実施率は89.9%で小・中学校では中学校の実施率は低くなっている（表3.6）．

(2) 学校給食の運営方法

学校の調理方式には，小学校または中学校の調理を共同で行う共同調理場方式と，それぞれ

表3.6 学校給食実施状況

区分	年	学校総数（校）	実施学校数（校）	実施率（％）			
				完全給食	補食給食	ミルク給食	合計
小学校	平成19	22,326	22,150	97.9	0.5	0.8	99.2
	平成18	22,515	22,343	97.8	0.5	1.0	99.2
中学校	平成19	10,870	9,326	75.4	0.6	9.8	85.8
	平成18	10,906	9,352	74.8	0.6	10.3	85.8
特別支援学校	平成19	1,011	871	84.8	0.2	1.2	86.2
	平成18	1,004	862	84.6	0.1	1.2	85.9
夜間定時制高等学校	平成19	681	625	66.2	25.4	0.1	91.8
	平成18	704	653	64.5	28.1	0.1	92.8
計	平成19	34,888	32,972	89.9	1.0	3.6	94.5
	平成18	35,129	33,210	89.6	1.1	3.9	94.5

［学校給食実施状況調査の概要：文部科学省］

表3.7 調理場方式別完全給食実施状況

年	単独調理場方式		共同調理場方式		その他の調理方式	
	学校数（校）	比率（％）	学校数（校）	比率（％）	学校数（校）	比率（％）
平成19	13,013	43.6	16,313	54.7	516	1.7

［学校給食実施状況調査の概要：文部科学省］

の学校で調理室を設置して行う単独調理場方式がある．1964（昭和39）年，国が共同調理場方式に補助金をつけたことで共同調理場方式が増加した（表3.7）．

学校給食の給食システムは単独調理場でのクックサーブ方式と共同調理場でのセントラルキッチン/カミサリー方式である．

（3）学校給食における外部委託状況

1985（昭和60）年文部省（現・文部科学省）は共同調理場方式が増加し，業務の合理化を図るよう指導した．公立小・中学校における業務別の外部委託状況は，調理業務については，22.7％の学校が外部に委託するようになった（表3.8）．

表3.8 学校給食における外部委託状況

年	調理（％）	運搬（％）	物資購入/管理（％）	食器洗浄（％）	ボイラー管理（％）
平成19	22.7	38.4	8.8	22.4	17.8
平成18	21.3	39.2	9.9	20.7	16.6

［学校給食実施状況調査の概要：文部科学省］

（4）栄養教諭の配置状況

栄養教諭制度は2005（平成17）年度より開始された．国公私立学校などにおける栄養教諭/学校栄養職員数は増加傾向にある（表3.9）．

表3.9 栄養教諭の配置状況

年	職員数（人）	栄養教諭/栄養職員数（人）
平成19	12,318	1,016
平成18	12,305	316

［学校給食実施状況調査の概要：文部科学省］

(5) 栄養教諭の職務

学校教育法第37条第13項に「児童の栄養の指導および管理をつかさどる」．学校給食法第10条「栄養教諭は，児童または生徒が健全な食生活を自ら営むことができる知識および態度を養うため，学校給食において摂取する食品と健康の保持増進との関連性について指導，食に関して特別な配慮を必要とする児童または生徒に対する個別的な指導その他の学校給食を活用した食に関する実践的な指導を行うものとする．」とある．

(6) 栄養教諭の職務内容

① 食に関する指導：児童生徒への教科・特別活動などにおける教育指導，食に関する指導の連携・調整，児童生徒への個別的な相談指導．

② 学校給食管理：学校給食の献立作成や衛生管理など．

(7) 学校給食栄養管理者の職務内容

① 学校給食に関する基本計画への参画：学校給食に関する基本計画の策定に参画すること．学校給食の実施に関する組織に参画すること．

② 栄養管理：学校給食における所要栄養量，食品構成表および献立を作成すること．学校給食の調理，配食および施設設備などに関し，指導，助言を行うこと．

③ 学校給食指導：望ましい食生活に関し，専門的立場から担任教諭などを補佐して，児童生徒に対して集団または個別の指導を行うこと．学校給食を通じて，家庭および地域との連携を推進するための各種事業の策定および実施に参画すること．

④ 衛生管理：調理従業員の衛生，施設設備の衛生および食品衛生の適正を期するため日常の点検および指導，助言を行うこと．

⑤ 検食など：学校給食の安全と食事内容の向上を期するため，検食の実施および検食用保存食の管理を行うこと．

⑥ 物資管理：学校給食用物資の選定，購入，検収および保管に参画すること．

⑦ 調査研究など：学校給食の食事内容および児童生徒の食生活の改善に資するため，必要な調査研究を行うこと．その他学校給食の栄養に関する専門的事項の処理にあたり，指導，助言または協力すること．

3.3.4 学校給食の経営管理

学校給食法第11条において，学校給食の実施に必要な施設および設備に要する経費と政令が定める運営に要する経費は設置者の負担とし，給食材料費に要する経費は学校給食費として，保護者が負担する．負担額は表3.10のとおりである．

学校給食費の会計は会計年度に余剰金を生じたり，不足が生じたりしてはならない．

表3.10 学校給食費

区分		平成19年		平成18年	
		給食回数	給食費月額（円）	給食回数	給食費月額（円）
小学校	低学年	190回	3,953	189回	3,958
	中学年	190回	3,971	189回	3,976
	高学年	190回	3,981	189回	3,984
中学校		186回	4,529	186回	4,522

3.3.5 学校給食の品質管理

学校給食においては,児童生徒の健康の保持増進を図るとともに,食事についての正しい理解を深め,望ましい食習慣を養うことを目的とする.学校給食摂取基準を適用するにあたっては,個々の児童生徒などの健康状態および生活活動の実態,学校や地域の実情などに十分配慮し,献立の作成をすることが求められる(表3.11).そのためには児童生徒の身長,体重などのデータを健康診断の結果からアセスメントすること.これらの情報を収集するために,担当教諭など,他の職員との連携を図ることが重要である.

衛生管理は学校給食法第9条学校給食衛生管理基準に準じて管理を行う必要がある.また食事環境についても,食堂の整備,食器の安全性を考慮したものを使用する.中には地域の特産物(有田焼など)を使用しているところもある.

学校給食の品質改善や向上のためには調査・研究が必要である.残菜調査は多くの学校で行われているが,その趣旨を説明し十分な理解を求めなければならない.残菜調査の結果から嗜好,満足度などの分析を行う.また,食材料費,光熱水料などについても検討し無駄をなくしていくことで経済効果もあげられる.

表3.11 学校給食摂取基準

項 目	基準内容
エネルギー	学校保健統計調査から児童生徒などの標準体重を求め,食生活など実態調査結果を参考として,身体活動レベル1.75を用いて算出した1日の必要量の33%とした.
たんぱく質	食事摂取基準においては,たんぱく質の推奨量が「第6次改定日本人の栄養所要量」より低い値となっている.しかし現行程度が適切と考えられる.よって食事摂取基準の推奨量(1日)の50%を基準値とした.また,高たんぱく質・高脂質の食事嗜好を助長しないよう食事摂取基準の推奨量(1日)の33%から食生活など実態調査結果の摂取量1日分の40%を範囲とした.
脂 質	脂質の過剰摂取は,肥満ならびに血中コレステロール値などの問題も指摘されていることから,将来の生活習慣病予防の観点から,基準値は現行同様に脂肪エネルギー比率で示し,総エネルギー摂取量の25~30%とした.
ナトリウム(塩分相当量)	食事摂取基準において,生活習慣病予防の目的から,成人女性1日あたり8g,男性は1日あたり10g未満を目標量としている.1~11歳については,推定エネルギー必要量に応じて目標量を設定していることから,学校給食においては,その33%未満を基準値とした.
カルシウム	食生活など実態調査結果や2002(平成14)年に独立行政法人日本スポーツ振興センターが実施した「児童生徒の食事状況調査」の結果から,家庭において不足している実態を踏まえ,食事摂取基準の目標量(1日)の50%を基準値とした.
鉄	食事摂取基準の推奨量(1日)の33%とした.鉄の摂取は家庭はもとより学校給食においても容易でないことから,学校給食においては献立の創意工夫を行い,摂取の確保に努めること.
ビタミン類	基本的には食事摂取基準の推奨量(1日)の33%とした.ただし,日本人が不足しやすいビタミンB_1は食事摂取基準(1日)の40%とし,ビタミンB_2も食事摂取基準(1日)の40%とした.ビタミンAについては食品の選択の幅を確保するという観点から,1日の推奨量の33%を基準値とし,その3倍までを摂取範囲とした.
食物繊維	食事摂取基準において,成長期の必要量は示されていないが,成人の場合は,1,000kcalあたり10gが望ましいと規定されており,食生活など実態調査における排便に関する調査結果を踏まえ,現行より若干減じて基準値とした.
マグネシウムおよび亜鉛	マグネシウムは食事摂取基準の推奨量(1日)の50%,亜鉛は33%を望ましい数値とした.

[2008(平成20)年10月23日 文部科学省スポーツ・青少年局長]

3.4 事 業 所

3.4.1 事業所給食の目的

　　事業所給食は，特定の事業体の従業員を対象とした給食で，工場，事務所，寄宿舎および研修所などがある．中でも工場給食は，1970年代の高度経済成長の波に乗って大きく発展してきた自動車，鉄鋼，電機，機械，紡績など各種製造業に従事している従業員に対する食事の提供から発展したものである．企業の労働生産性を高めるとともに従業員の健康の保持・増進を図るという目的を満たすため，適切な栄養量を確保するとともに良質で安価に提供する必要性と従業員に対する福利厚生の一環としての食事の提供である．

　　現在では，工場だけでなく，事務所など企業活動している部署全般にわたって，作業内容に応じた栄養量の食事を衛生的にも適正に管理された環境で，安心・安全に個別に提供されている．食環境にも十分配慮した食堂を設置し，社員とのコミュニケーションの充実と憩いの場として活用されている．喫食者は20歳前後から60歳代までの男女と幅広く，労働内容，身体活動量，体格，嗜好・食習慣の異なっている集団が対象である．

　　近年，製造部門も含めロボットの活用による機械化あるいはIT機器の使用によって身体活動量は低くなる一方で精神的ストレスが多くなっている．そのため，利用者にとって適正な栄養量の算出が不可欠であり，食事摂取基準など適正な運用が必要である．さらに精神的なストレスを和らげるための食環境，アメニティ（快適さ）にも配慮することも求められている．ま

表3.12　事業所給食の種類と特徴

種　類	対象者	特　徴
工場給食	・製造業に従事する者を対象にしている． ・若年者，高齢者，女性が主体の場合もある． ・機械化により労働の質が変化し，軽作業などが多く，消費エネルギー量が低下している．	・従業員数が多く大規模な施設が必要であり，メニューも定食以外に麺類などの単品料理を豊富に準備しなければならない． ・昼休みに集中することが多いので，短時間に大量の給食を提供することが求められる． ・交替制勤務を行っている場合には，朝食，昼食，夜食などを提供することになる．
商店や事務所などの給食	・事務系の企業や事務部門の従業員，官公庁や中小企業，少人数の商店まで幅が広い． ・事業体により性・年齢構成が異なる． ・軽作業から重作業まで幅が広く，消費エネルギー量にも差がみられる．	・昼食を主とした給食である． ・近隣の外食産業と競合していることが多い． ・交替勤務などが行われている場合には，食事提供時間が長くなる． ・食べる環境やサービスなどに高い質が求められる．
寮・研修所などの給食	・単身者寮では，性，年齢別になっていることが多い． ・研修所では，期間単位で対象者が変わる．	・寮では，原則として朝食と夕食の提供であり，家庭的な雰囲気が求められる． ・夕食は，勤務の都合により長時間に及び，欠食することもある． ・研修所では，朝，昼，夕食の3食を提供するが，拘束時間が長いため食事に対する要求が厳しい．また，研修者が毎回変わるため，それぞれの対象者に応じた食事の提供が必要である．

た，食生活の欧米化と運動習慣の減少による生活習慣病の増加などの対策としてエネルギーコントロール食，脂質コントロール食あるいはナトリウムコントロール食など疾病の治療あるいは予防を意識した食事の提供も必要とされている．

3.4.2 事業所給食の目標

さまざまな年齢構成や健康障害を有する利用者に対する食事の提供は健康の維持・増進，生産性の向上を目的にして，また，福利厚生の一環として提供されている．利用者に対する健康教育であり，栄養教育でもある食事は，安価で栄養的に質が高く，安全であるとともに安心感を与えるものであることが重要である．これらの条件を満たした食事を，利用者が喜び，楽しんで食べるよう提供することが管理栄養士・栄養士の務めであり目標である．

3.4.3 事業所給食の種類と形態

事業所給食には，工場給食，商店や事務所などの給食，および寮・研修所における給食の大きく分けて3種類がある．それぞれの特徴を表3.12に示す．

事業所給食のサービス方式には3種類あり，単一あるいは複数の定食方式（55%），カフェテリア方式（42%），弁当配食方式（3%）によって提供されている．

3.4.4 事業所給食の運営

事業所給食の運営形態には，事業所自体が直接運営している直営方式と栄養・給食管理業務の一部（たとえば調理，下膳，食器洗浄など一部の業務を委託する）あるいは全部委託方式で行われている．事業所給食では，委託方式が95%以上と大部分を占めており，直営で行っている施設は非常に少なくなっている．委託するにあたっては，委託する企業と受託する給食会社が直接契約し，経費分担を明らかにして請負契約を結んでいる．

契約方式には次の三つがある．
① 費用負担区分，給食単価，人件費，その他経費などをまとめた管理費として契約する方法．
② メニューや運営方法をあらかじめ取り決め，食事料金の中に食材料費や経費を含んだ単価契約．
③ 両者の中間的な契約方法で管理費と食事などの売上の両方で運営していく契約．

①の管理費契約の場合には，常に受託会社に対して一定の利益を保証しなければならない．また，②の単価契約については，利用者の多少が直接売上げや利益に影響するため，厳重なコスト管理と適切な食材管理が必要となる．

調理方式は，小規模給食施設ではクックサーブ方式が多く，大規模給食施設ではクックチル方式を取り入れている場合が多い．食事のサービスは，食堂におけるセルフサービスが最も多く，ハーフセルフサービスやフルサービスの施設もある．

3.4.5 事業所給食の栄養管理

特定給食施設における栄養管理の目的は次のようである．
① 喫食者の健康の維持・増進，発育などを健全にする．
② 栄養バランスのとれた献立内容や病態に則した食事をもとに喫食者に対する最良の栄養教育を行い，喫食者自身の健康行動の変容を促す．
③ 喫食者を通して，家庭や地域の正しい食習慣の確立に役立つ．

特定多数人に対して継続的に食事を供給する施設においては，管理栄養士が利用者の身体の

第8号様式の3

給食施設運営状況報告書（事業所、その他の施設）

　　　　　　　　　　　　　　　　　　　　　　　　　　　　年　　月　　日

保健所長　あて

　　　　　　　　　　施設の名称
　　　　　　　　　　施設の所在地
　　　　　　　　　　施設の設置者
　　　　　　　　　　施設の管理者　　職名　　　氏名　　　　　　印
　　　　　　　　　　電話番号

施設種別	1　事業所　2　寄宿舎　3　矯正施設　4　自衛隊　5　その他（　　　　　） 施設人員（　　　　　　　　　　）人
食事サービスの基本方針・目標	方針・目標　1　健康の維持・増進　2　生活習慣病予防 　　　　　　3　その他（　　　　　　　　　　　　　　　　　　　　　　　　　） 基本方針・目標に基づいた食事サービス（給食）の実施状況 1　実施できている　2　まだ十分ではない　3　実施できていない　4　方針・目標が明確でない

食事サービスの検討会議（給食委員会等）	会議	1　有（頻度：　　　回／年）　　2　無
	構成員	施設側　　　　1　管理者　2　管理栄養士・栄養士　3　調理師（員）4　健康管理担当者（職種名：　　　　　　　　　　）6　給食利用者　7　その他（職種名：　　　　　　　　　　　　　　　） 給食受託会社側　6　給食受託会社（職種名：　　　　　　　　　　　　　　　） 　　　　　　　　　計（　　　　　　）人
	内容	1　食事サービスに関する運営方針の検討　　　2　献立の検討 3　管理者・他部門等との情報交換・連携の場　4　給食・栄養管理の課題の検討 5　その他（　　　　　　　　　　　　　　　　　　　　　　　　　　　　　）

給食の対象・食数等	食数等	朝食(食)	昼食(食)	夕食(食)	その他(食)	合計(食)
	1日あたり平均食数					
	食種（内容）は、食数の一番多い提供時間帯について記入　1　朝食　2　昼食　3　夕食 1　定食　　　　　　　（　　）種類／日 2　カフェテリア　主食（　　）品　主菜（　　）品　副菜（　　）品　その他（　　）品／日					
	給食材料費　　1食平均（　　　　）円　＝　1　食材料費のみ　2　その他含む（委託契約単価等）					
	食堂の分煙対策　1　全面禁煙　2　完全分煙　3　その他（　　　　　　　　　　）　4　無					
	衛生管理　　衛生管理マニュアルの活用　　1　有　　2　無 　　　　　　衛生点検表の活用　　　　　1　有　　2　無					

栄養計画	利用者の把握・調査	年1回以上、施設が利用者の身体状況、栄養状態等の把握をしている　1　有　2　無			
		把握・調査項目		割合	献立等への配慮
		1 性・年齢		％	1　有　2　無
		2 身体活動レベル		％	1　有　2　無
		3 体格指数	BMI 25以上の人の割合	％	1　有　2　無
			BMI 18.5以下の人の割合	％	1　有　2　無
		4 疾病状況	糖尿病の人の割合	％	1　有　2　無
			高血圧症の人の割合	％	1　有　2　無
			高脂血症の人の割合	％	1　有　2　無
		5 その他		％	1　有　2　無
	給与栄養目標量の設定	対象別に設定した給与栄養目標量の種類 1　1種類のみ　2（　　）種類　3　個別に作成　4　設定していない			
		給与栄養目標量の設定頻度 1　3か月に1回設定　2　6か月に1回設定　3　その他（　　　　　　　　　　　）			

図3.5　給食施設運営報告書

3.4 事業所

栄養計画	給与栄養目標量と実施給与栄養量	給与栄養目標量と実施給与栄養量は、最も提供数の多い給食に関して記入 食種 年齢：（　）才から（　）才　　性別：男・女・男女とも											
			エネルギー(kcal)	たんぱく質(g)	脂質(g)	カルシウム(mg)	鉄(mg)	ビタミン			食塩相当量(g)	食物繊維量(g)	
								A(μg)(RE当量)	B1(mg)	B2(mg)	C(mg)		
		給与栄養目標量											
		実施給与栄養量											
		たんぱく質エネルギー比（　）％　　　　脂肪エネルギー比（　）％											
	栄養補助食品の使用状況	栄養補助食品等名称		使用回数		使用量		栄養素名			給与量(単位)		
				回／週		g／回					（　）／回		
				回／週		g／回					（　）／回		
	評価	年1回以上、施設が利用者の身体状況、栄養状態等の評価をしている　1 有　2 無											
		評価項目		評価有無		評価頻度		評価対象					
		1　身体状況の評価		1 有　2 無		回／年		1 全員　2 一部					
		2　栄養摂取状況の評価		1 有　2 無		回／年		1 全員　2 一部					
		3　食事に対する満足度評価		1 有　2 無		回／年		1 全員　2 一部					
		評価後、食事サービスへの反映状況 1　給食の運営方針・目標　　　　　1　反映している　　2　反映していない 2　給与栄養目標量の設定・予定献立　1　反映している　　2　反映していない 3　調理形態、盛り付け　　　　　　1　反映している　　2　反映していない 4　食事環境　　　　　　　　　　　1　反映している　　2　反映していない											
	帳票類	予定・実施献立表その他必要な帳簿等を適正に作成し、当該施設内にある　1 有　2 無											
情報提供	健康栄養情報の提供　　　1 有　2 無												
	1　献立表の提供　2　栄養成分表示　3　卓上メモ　4　ポスター掲示　5　リーフレット配布 6　給食時の訪問　7　モデル献立の展示　8　その他（　　　　　　　　　　）												
	食事バランスガイドの活用　　1 有　2 無												
栄養指導	個別指導　（　）人／月 内容　1　生活習慣　2　肥満　3　糖尿病　4　高血圧症　5　高脂血症 　　　6　その他（　　） 集団指導　（　）回／月　延べ（　）人／月 内容　1　生活習慣　2　肥満　3　糖尿病　4　高血圧症　5　高脂血症 　　　6　その他（　　）												
非常時の対応	1　事故（食中毒等）時対策マニュアル　　　　　　　　　　　　　1 有　2 無 2　事故時食糧確保のための他の食事提供施設との協議　　　　　　1 有　2 無 3　非常災害時対策マニュアル　　　　　　　　　　　　　　　　1 有　2 無 4　非常食糧等の備蓄　1 有　水（　）人分を（　）日分、食糧（　）人分を（　）日分　2 無 5　非常食糧等を使用した予定献立の作成　　　　　　　　　　　1 有　2 無												
委託有無	委託の有無　1 有　2 無 委託先名称： 所在地： 現場の責任者：職種　　　　氏名 内容：1 献立作成　2 発注　3 調理　4 配膳等　5 洗浄 　　　6 栄養管理　7 栄養指導　8 その他（　　　）			従事者(人)				施設側		受託側			
								常勤	非常勤	常勤	非常勤		
					管理栄養士								
					栄養士								
					調理師								
					調理員								
					その他								
給食責任者	所属 氏名・職種 連絡先　TEL			報告書作成者	所属 氏名・職種 連絡先　TEL								

状況，栄養状態，利用の状況などに応じた食事を提供するとともに特別の配慮を必要とする個別栄養管理を行う．

利用者の栄養状態を把握するため，性，年齢，身体状況および身体活動レベルなどを調査・把握し，利用者数によって階層化を行ない，「日本人の食事摂取基準2010」を参考に，利用者に対する給与栄養基準量を決定する．また，実際に提供した献立に基づいた食品構成表を階層別に作成し，その食品群別の使用量と加重平均栄養量から，日々の献立を作成する．献立には，地場産の食品を取り入れ，地域特性についても配慮する．また，提供している食事については，利用者の代表や担当者などから構成された栄養管理委員会などにおいて定期的に検討し改善に努めることが必要である．利用者の意見や希望などの情報を収集し，食事内容などの改善策を協議することにより，担当者と利用者あるいは事業所との意思疎通や相互理解を深めることができる．なお，給食施設運営状況については，健康増進法や都道府県の施行細則により，給食施設運営状況報告書（図3.5）を管轄の保健所長あて提出しなければならない．

3.4.6 事業所における栄養教育

栄養教育の目的は，人々の生涯にわたる健康を保持・増進し，あるいは疾病を予防するために，日常の生活において重要な食事摂取状況や食行動が望ましい形になるように変容させ，QOLの向上につなげることである．事業所給食においても，利用者やその集団の栄養状態や食生活状況，背景にある家庭や社会，生活環境など食をとりまくあらゆる実態やそれに関わる要因を把握し，その中から個々の問題点をみつけるとともに，その改善について達成可能な目標を設定し，教育を行うことである．

その目標は次のとおりである．
① 健康・栄養や広義の食に関する正しい知識を習得し，理解を深める．
② 興味・関心を高め，意欲を喚起して，行動変容のための動機づけを行う．
③ 個々の問題点を認識し，実際の行動を起こさせるよう働きかける．
④ 好ましい食態度を形成し，食スキルを習得して実践に導く．
⑤ 望ましい保健習慣への行動変容と，その維持・習慣化を図る．
⑥ 氾濫する栄養・食生活情報を適正に評価し，自らの栄養・食生活の改善に役立てることのできる能力を養う．

事業所における健康管理は，定期に行われる健康診断，人間ドック，体力測定などが年に1〜2回行われている．その結果を活用して，職員の疾病罹患の状況を把握するとともに，個人が心身ともに健康で働けるよう産業医，保健師らとともに援助することが必要である．現在，生活習慣病の発症予防対策として，特定検診，特定保健指導が行われている．指導担当者は医師，保健師および管理栄養士に限定されており，特に食生活に関わることについては管理栄養士が栄養教育を行っている．具体的には，情報提供，動機づけ支援，積極的支援の3つの保健指導に分かれている．それぞれの内容を以下に示す．

● 情報提供
① 健診結果から身体状況を理解し，生活習慣との関連が確認できるための内容．
② 健康や生活習慣病に対する理解を深めるための内容（健診データ，生活習慣に照らし合わせた将来展望を含む）．

③ 生活習慣の改善に関する基本的な内容や方法．
④ 既存のサービスの利用や社会資源の活用，その他利用者のニーズにあったもの．

● **動機づけ支援**
① 健診結果から身体状況を理解し，生活習慣との関連が確認できるための内容．
② 健康的な生活習慣への行動変容の必要性を理解するための内容．
③ 具体的かつ実現可能な行動が選択できるための支援．
④ 行動目標の設定や評価の時期の設定．

● **積極的支援**
① 健診結果から身体状況を理解し，生活習慣との関連が確認できるための内容．
② 対象者が行動変容を自ら選択し，継続実践ができるようにするための内容．
③ 行動変容の効果を確認し，継続しうる目標の設定および評価の時期の設定．

　特定保健指導の対象となる利用者は，入院治療や定期的な外来通院を必要とするほどの病態・病状ではなく，日々の仕事を行いながら食事や運動などの生活習慣を適切なものに改めていかなければならない．事業所給食は，ほとんどが昼食の提供であり，その1食で適切な栄養教育が行なえるわけではないので，家庭における朝食や夕食，間食や夜食など1日の食事量や栄養素の配分などについても具体的な改善策を提案することも必要である．

　また，事業所の管理栄養士が行う栄養アセスメント項目は表3.13である．

表3.13　栄養アセスメント項目

	アセスメント項目例
問診・調査・観察	① 既往歴，現病歴，職歴，生活歴，食歴など個人情報の把握 ② 身体諸症状の観察 ③ 食行動，嚥下・咀嚼・消化吸収能力の観察および調査 ④ 食習慣，食嗜好の調査 ⑤ 食に対する価値観の調査・観察 ⑥ 現在の社会生活環境の調査
栄養素摂取状況の把握	① 食物摂取状況に関する調査・分析 ② 栄養素摂取状況に関する調査・分析 ③ 食事摂取基準量の算出 ④ 栄養素充足率の検討
身体計測	① 身長・体重の測定・記録 ② BMI・肥満度の算出 ③ 上腕三頭筋部皮下脂肪厚，上腕周囲長，ウエスト（臍部周囲）などの計測 ④ 体脂肪率，上腕筋囲長，上腕筋面積などの算出 ⑤ 握力の測定

3.4.7　事業所給食の現状と課題

　特定給食施設における食事は，利用者集団にとって適正な栄養量が設定されて提供されている．これらの食事は，特定の利用者が1食とはいえ長期にわたって喫食するものであり，個人の嗜好に走りやすいため，適切な栄養教育を併せて行うことで，個人の日々の食習慣を改善することが可能である．この目的を達成するために作成される献立表は，利用者の性，年齢，食欲の多少，嗜好など利用者すべてに配慮して立案する必要がある．しかし，事業所給食が抱え

ている課題には，多様化・個別化している利用者のニーズ，高齢労働者に対する個別対応食の提供と健康管理および給食の品質管理の徹底などがあり（表3.14），これらに対して適切に対処していくことで利用者の安心・安全に応えていかなければならない．

表3.14 事業所給食の課題

	課題内容
多様化・個別化する利用者ニーズ	① 女性の社会進出や利用者の高齢化など性・年齢構成に配慮した複数の必要栄養量（食事）の設定 ② OA化などによる労働の質の変化に伴う対策 ③ 個人のライフスタイルの変化と多様化している価値観，食生活の変化などによるメニューの作成とサービスの要求 ④ 利用者の必要栄養量や嗜好のほか食環境（アメニティ）に対する配慮 ⑤ 外国人労働者に対する食習慣や嗜好に対する配慮 ⑥ 安心・安全な食事の提供と個人および施設の適切な衛生管理
高齢労働者の健康管理	① 生活習慣病に対する予防あるいは治療者に対する配慮（特定保健指導） ② 望ましい食生活の啓発および実践教育 ③ 健康と栄養素，食品，調理法など知識や技術に関する情報の提供（栄養教育）
給食の品質管理	① 人件費の高騰，労働力不足，徹底した衛生管理などを考慮した合理化 ② 作業効率と調理の標準化 ③ 従業員（パートタイマー，アルバイターを含む）に対する労務管理と作業管理 ④ 従業員に対する教育（倫理観，健康観などを含めた自覚と行動変容） ⑤ 食事環境（食事時間，食堂の位置，インテリア，食器，照明，サービスの方法）の整備充実 ⑥ 地産地消食品，汎用性の高い食品，こだわりの食品など使用食材の品質管理 ⑦ 厨房機器具と施設レイアウトの検討

　献立の内容は事業所における給食経営管理と密接に関係しており，使用食品や価格，食費（単価），労務費，光熱水料など運営経費に影響を及ぼしている．食品の価格については，生産地や消費地の物流条件や気候による影響も見逃すことはできない．また，調理にクックチル，クックフリーズなどの新調理方法を導入した場合の費用対効果についても検討しなければならない．

　新調理方法であるクックチルシステムとは，一度加熱調理した料理を短時間に急速冷却して，細菌が繁殖しにくい，低い温度帯で保存し，提供時に再加熱するシステムのことである．従来のクックサーブとは作業工程が異なるため，メニューや食材，調味料の割合などに制約を受ける反面，密封度が高くより衛生的であり，少量の調味料で味付けが可能になるなどの利点があり，再加熱後の盛り付け時においてもその優位性が期待できるものである．一方，新調理システムの導入は給食担当者にとっては大きな負担となっている．大量調理施設衛生管理マニュアルに基づく衛生管理の徹底，安心・安全な食事の提供は当たり前のこととはいえ，食事の品質向上，上質な接客サービスなど利用者のニーズに適切に応えるためには，従業員の意識改革が必要である．

3.5　そ の 他

3.5.1　院外給食・委託

　院外給食においては，1996（平成8）年に医療法の一部改正により，病院外の調理加工施設において調理業務を行う「院外調理」が許可された．この調理加工する大量調理施設を「セントラルキッチン（central kitchen：集中調理施設）」とよぶ．学校給食でいう「共同調理場」，あるいは「給食センター」などで行われている食数が多い大量調理とは異なる．このセントラルキッチンは，①調理手順改善によって作業の空き時間の減少と人員の効率的配置，②厨房機器類の使用頻度上昇による調理業務の効率化，③大量調理用の厨房機器による調理業務の効率化，④食材料の大量購入による購買力の向上など，多くのメリットがあげられる．また，病院や事業所給食では，食事サービスの一環として和食・洋食などの食事，あるいは肉，魚などの料理を選択できるシステムも取り入れられている．院外で調理を行っても，喫食直前の再加熱は施設内で行うものとされており，また，「院外調理」においては，HACCPの概念に基づく衛生管理が確実に行われていることや食品衛生法に基づく許可が必要である．

（1）院外給食システムの方式

　院外給食システムは，厚生労働省の「院外調理における衛生管理指針（ガイドライン）」に基づいて実施される．「入院患者などに対する病院内での食事の提供を院外調理方式により行う場合において，調理加工施設を設置または運営もしくは管理する者が，衛生管理に関して自主的に遵守すべき事項を定め，食中毒などの発生を予防し，入院患者などに提供する食品の安全性を確保することを目的とするもの」という指針である．院外調理とは，病院の入院患者（産婦，妊婦，じょく婦，外来透析患者，デイケア利用者などを含む）に対して，当該病院外の施設において調理加工された食品を病院内において提供することをいう．ただし，一般消費者向けに販売，製造され，一般市場に流通している食品（パン，牛乳，アイスクリームなど）を提供する場合は除かれる．

（2）HACCP方式

　HACCP方式（p.12参照）は，食品製造における衛生管理手法の一つであり，原材料から製品に至るまでの一連の工程において，起こり得るすべての微生物危害を分析し，その危害の重大性を評価した上で，特に重点的に管理する必要のある箇所を集中的かつ常時管理し，その管理内容をすべて記録することにより製品の安全確保を図ることをいう．

（3）院外調理における衛生管理

　院外調理を行う調理加工施設は，食品衛生法（1957（昭和22）年法律第233号）および医療法（1958（昭和23）年法律第205号）に定める衛生に関する基準を満たしていなければならない．また，「院外調理における衛生管理指針（ガイドライン）」に定められた「調理加工施設の一般規定」に関する規定を満たしている調理加工施設において，HACCPを用いた自主衛生管理が実施されることを前提としていなければならない．

(4) 調理加工施設の一般規定

構造設備に関して次のように規定されている．

① 構造設備の一般規定
　ア　作業区域は，適切な衛生状態のもとで作業を行うための十分な広さを有すること．
　イ　作業区域の構造およびレイアウトは，食品の汚染を防ぎ，建物の清潔な部分と汚染した部分を明確に分離したものであること．

② 食品の取扱，処理，加工および製造区域の構造設備の個別規定
　ア　床は洗浄消毒が容易で，防水性材料で作られ，排水を良好にするように傾斜がつけられたものまたは傾斜のついていない床にあっては水を容易に除去できる構造であること．
　イ　内壁は耐久性のある不浸透性材料で作られ，表面が平滑で，清掃が容易な構造であること．
　ウ　天井は清掃が容易で，塵埃が溜まりにくい構造であること．
　エ　ドアは耐久性のある材料で作られ，清掃が容易な構造であること．また，手動で開閉することにより食品を汚染するおそれのあるドア（冷凍・冷蔵設備のドアを除く）については，自動開閉ができること．
　オ　適切な換気装置および必要に応じて強制排気装置を有すること．
　カ　自然光または人工光により十分な照度が得られていること．また，照明装置は，電球または蛍光灯の破損時に破片が食品の上に落下しない構造となっていること．
　キ　適切な数の手指の洗浄消毒設備が設けられていること．
　ク　作業区域および水洗トイレには，手洗い設備が設けられていること．
　ケ　施設，装置，設備および機械・器具の清掃設備を有すること．

③ 冷凍・冷蔵設備の構造設備規定
　ア　②のア〜エおよびカの要件に適合していること．
　イ　必要に応じ，適切な温度を保つことができるよう十分な冷凍・冷蔵設備が設けられていること．
　ウ　食材，原材料などを保管する冷凍・冷蔵設備と，調理加工後の食品を保管する冷凍・冷蔵設備とは明確に区別されていること．

④ 昆虫，鼠族，鳥などの有害な小動物の侵入を防ぐ適切な設備を設けること．

⑤ まな板，容器，コンベアベルトなどの機械・器具は耐腐食性に優れた材質で作られ，洗浄消毒が容易なものであること．

⑥ ナイフ，包丁などは洗浄消毒が容易なものであること．

⑦ 食品廃棄物を専用に収容するため，耐腐食性かつ不浸透性の材質で作られ，清掃が容易で運搬しやすい構造の容器を必要数備えること．また，1日の作業が終了した時点で，当該容器が空になっていない場合には，これらの容器を保管する廃棄物保管場所が設けられていること．この廃棄物保管場所は，低温に保つことができ，食品の汚染や臭気の拡散を防ぐことができる構造とすること．

⑧ 給水設備は，圧力のかけられた十分な量の飲用適の水を適切に供給できるものであること．ただし，例外として，食品を汚染させる危険性がない場合に限り，飲用適の水の配管

と明確に区別された専用の配管により，消火，冷凍・冷蔵設備の冷却用などとして，飲用に適しない水を供給することが認められること．この場合，飲用に適しない水の配管を他の目的で使用してはならないこと．
⑨ 適切な能力を有する衛生的な排水処理設備を有すること．
⑩ 水洗トイレおよび更衣室は平滑で防水性があり，洗浄可能な内壁および床を備えていること．また，水洗トイレの開口部は作業区域に直接つながっていてはならないこと．
⑪ 手洗い設備は，自動式または足踏み式などの蛇口を手で操作しない方式であること．また，手洗い設備には，手指の洗浄剤，手指消毒器および使い捨てのタオルまたは温風手指乾燥機などが備えられていること．
⑫ 定期的または恒常的な検査が必要な場合には，専用に使用する適切な器具を備えた施錠できる検査室を有すること．
⑬ 洗浄剤，消毒剤，殺鼠剤，殺虫剤，その他食品を汚染させるおそれのある薬剤を保管するための施錠可能な場所（薬品庫または棚）を有すること．
⑭ 運搬車両などを洗浄消毒するための設備を有すること．
⑮ 施設内において甲殻類，魚類などを蓄養する場合には，有害な微生物，有毒物質などが動物に移行することのない水質の水を供給し，最良の生存条件を確保するための適切な装置が設けられていること．

(5) HACCPの実施

HACCPは，次の原則に従って実施することが必要であり，また，記録として残しておくことが重要である．

① 製造者は，食品の製造のあらゆる段階で本指針の規定が遵守されるよう，各食品ごと，または適切にグループ分けされた食品群ごとに，次の事項に従って自主衛生管理を実施すること．

ア 施設における処理，加工などの工程をもとに，重要管理点を確定すること．「重要管理点」とは，製造者が管理することができ，食品の安全性に対する危害の発生を防止し，排除し，または許容範囲に収めることのできるすべての管理項目，1ステップまたは工程のことをいう．したがって，管理基準に適合していることを保証するために役立つすべての重要管理点を確定しておかなくてはならない．

イ 各重要管理点におけるモニタリングおよび確認の方法を設定し，これを実施すること．「各重要管理点におけるモニタリングおよび確認の方法」には，個々の重要管理点が正常な管理状態にあることを保証するために必要なすべての肉眼的観察および計測の方法が含まれていること．モニタリングおよび確認の方法を設定し，実施する場合には，「重要管理点のモニタリングおよび確認の方法の設定ならびにその実施」に基づいて実施すること．

ウ 施設の洗浄消毒方法が適切かどうか確認すること．その他，本指針に定められた規範に適合していることを確認するための検査を実施すること．

エ 時間，温度などについて，消去できない方法で記載された手書きの記録または自動記録機による記録を当該食品の消費期限または品質保持期限の満了後，少なくとも1ヶ月間

保管し，提示を求められた場合には，ただちに提示することができるように整理しておくこと．

[消去できない方法で記載された手書きの記録または自動記録機による記録]
- 食品についての記述
- 製造工程およびその重要管理点についての記述
- 標準作業手順書
- 個々の重要管理点についての確定された危害，危険度の評価および防止措置
- すべての重要管理点におけるモニタリングおよび確認の方法ならびにそれぞれの重要管理点における管理基準の設定
- 管理基準から逸脱が認められた際にとられる改善措置
- 現行の自主管理制度自体の検証と見直しの方法

② 製造者の実施する検査において衛生上の危害またはその疑いが判明した場合は，直ちに適切に対応すること．

(6) 院外調理における調理加工方法

● **クックサーブ方式**　喫食する当日に加熱調理（中心温度75℃以上で1分間以上の加熱）し，加工・配食を行う従来の方法．コンベンショナルシステムである．

● **クックチル方式**　下調理，加熱調理（中心温度75℃以上で1分間以上の加熱）後に，冷水または冷風で急速冷却（90分以内に中心温度3℃以下）し，3℃以下で冷蔵保管・配送を行う方法．再加熱は中心温度75℃以上で1分間以上の加熱を行い，配膳・配食を行う．

● **クックフリーズ方式**　下調理，加熱調理（中心温度75℃以上で1分間以上の加熱）後に，急速冷凍（−18℃以下）して，−18℃以下で冷凍保管・配送を行う方法．再加熱は中心温度75℃以上で1分間以上の加熱を行い，配膳・配食を行う．

● **真空調理方式**　下調理後，真空包装し低温で加熱調理する．その後，急速冷却または急速冷凍を行い，冷蔵または冷凍保管・配送を行う方法．再加熱は中心温度75℃以上で1分間以上の加熱を行い，配膳・配食を行う．

(7) 給食業務の委託

病院における患者食などの提供業務の委託については，前述のとおり病院外の調理加工施設で調理したものを，病院において再加熱調理後提供する形態（院外調理）も認められた．

業務の外部委託（アウトソーシング：outsourcing）は，委託者側をクライアント（client；依頼者），受託者側をコントラクター（contractor：契約者）として，給食業務の契約を締結する．給食業務は，クライアントとコントラクターで業務分担（表3.15）するが，分担方法については，契約時に詳細に決定される．経費負担においても明確な契約を交わしておくことが必要である．給食業務委託のメリットは，①維持管理のコストの低減，②職員定数や人件費の削減などであるが，委託会社によっては，食事の質の低下や，給食サービスの低下などのデメリットも考えられるため，委託会社に給食業務のすべてを任せるのではなく，管理・監督・指導を実施することが重要である．

表3.15 業務分担例

区分	業務内容	委託者側	受託者側
栄養管理	給食運営の総括	○	
	給食委員会の開催、運営	○	
	施設内関係部署との連絡・調整	○	
	献立作成基準（治療食を含む）の作成	○	
	献立表の作成		○
	献立表の確認	○	
	食事箋・食札の確認・指導	○	
	食事箋・食札の管理		○
	嗜好調査・喫食調査などの企画・実施	○	○
	検食の実施・評価	○	○
	関係官庁などに提出する給食関係書類などの作成	○	補助
	上記書類などの確認および関係官庁への提出	○	補助
	上記書類などの保管管理	○	
	上記書類以外の給食関係の伝票整理、報告書の作成・保管		○
調理作業管理	作業仕様書の作成（治療食の調理に対する指示を含む）		○
	作業仕様書の確認（治療食の調理に対する指示を含む）	○	
	作業計画書の作成		○
	作業実施状況の確認	○	
	調理		○
	盛り付け		○
	配膳（病棟まで）		○
	配膳（病棟から病室まで）	○	
	下膳（病室から病棟まで）	○	
	下膳（病棟より）		○
	食器洗浄、消毒		○
	管理点検記録の作成		○
	管理点検記録の確認	○	
材料管理	納入業者との契約		○
	給食材料の発注		○
	給食材料の検収	○	○
	給食材料の点検	○	
	給食材料の保管・在庫管理		○
	給食材料の出納事務		○
	給食材料の使用状況の確認	○	
施設など管理	給食施設、主要設備の設置・補修・改善	○	
	給食施設、主要設備機器（含天井換気システム）の管理		○
	その他の設備（調理器具・食器など）の確保・保守	○	
	その他の設備（調理器具・食器など）の管理		○
	使用食器の確認	○	
業務管理	勤務表の作成		○
	勤務表の確認	○	
	業務分担・職員配置表の掲示		○
	業務分担・職員配置表の確認	○	
衛生管理	衛生面の遵守事項の作成	○	
	給食材料の衛生管理		○
	施設・設備（調理器具・食器など）の衛生管理		○
	衣服・作業者などの清潔保持状況などの確認		○
	保存食の確保		○
	直接納入業者に対する衛生管理の指示		○
	衛生管理簿の作成		○
	衛生管理簿の点検、確認	○	
	緊急対応に要する場合の指示	○	
その他	調理従業者などに対する研修、訓練		○
	栄養指導	○	

3.5.2 配食サービス

(1) 一般向けの配食サービス

　食材だけでなく，調理・加工した料理を在宅まで配達するサービスである．厚生労働省では「食事療法用宅配食品など栄養指針」として糖尿病者や腎臓病者の食事療法用として販売されている宅配食品の医学的・栄養学的に適正な提供にあたっては，すでに「糖尿病者用宅配食品栄養指針」，「高脂血症者用宅配食品栄養指針」，「高血圧者用宅配食品栄養指針」および「腎臓病者用宅配食品栄養指針」を作成したが，近年の医学および栄養学の進展などを踏まえ，在宅療養を支援し，栄養管理がなされた食事を宅配で利用できる「宅配食品」の適正利用を一層推進する観点から，2009（平成21）年4月「食事療法用宅配食品など栄養指針」を新たに定めることとした．それに伴い，「糖尿病者用宅配食品栄養指針について」（1994（平成6）年3月30日衛新第25号厚生省生活衛生局長通知）および「食事療法用宅配食品栄養指針について」（1995（平成7）年12月26日衛新第101号厚生省生活衛生局長通知）は，廃止された．

　「食事療法用宅配食品など栄養指針」の目的は，糖尿病や腎臓病などの食事療法に用いられる宅配食品などの適正な製造・販売方法などを定めて，事業者に対する指導指針とすることにより，当該食品が医学的・栄養学的に適正に提供されることである．

● **食事療法用宅配食品など栄養指針より抜粋**

　［献立の作成について］
　食事療法用宅配食品などの献立は，以下の条件を満たしていること．
① 3の栄養基準に基づいて作成されていること．
② 栄養基準とその献立の栄養量などの差異は，次のとおりであること．
　ア　熱量：栄養基準の±5％以内
　イ　たんぱく質および脂質：栄養基準の±10％以内
　ウ　ナトリウム：栄養基準以下
　エ　その他の栄養素：栄養基準以上

　ただし，ア・イについては，おおむね1週間の平均が栄養基準の値に等しくなるように配慮すること．また，制限の必要な成分は栄養基準の値以下とすること．
③ 食事療法が継続しやすいよう，変化に富んだ献立であること．
④ 食品材料の種類は，次のとおりであること．
　ア　1日30食品を目安にすること．
　イ　特に制限のない場合は，野菜は1日当たり350g以上を，うち緑黄色野菜は1日あたり100g以上を目安とすること．
⑤ 作成した献立は，事業者において献立表として次の事項を記載し，保管すること．
　ア　献立名
　イ　材料名，数量（可食部）および調理などが必要なものについてはその方法
　ウ　個々の利用者に応じた栄養量などおよび形態（きざみなど）に合わせるための調整方法
　エ　熱量，たんぱく質，脂質，炭水化物，ナトリウム，その他食事療法上重要となる成分の量

　なお，前記の栄養素などについては，食品成分表による栄養計算または分析によって栄養量などを確認すること．また，レトルトパウチなどの調理済食品を他社から購入して使用する場

合は，当該食品の栄養成分表を取り寄せるなどにより栄養量などを確認すること．

(2) 高齢者向けの配食サービス

　介護保険サービス適用外のサービスの一つであるが，在宅へ食事を配達するスタッフが高齢者の健康や安否を見守る役目もある．配食サービスの献立は，対象者に合わせた栄養バランスの取れた食事内容であるが，特に治療が必要な高齢者の食事については，医師や看護師，管理栄養士との連携で，治療食を提供する場合もある．調理・加工については給食会社だけでなく，市町村が近隣の病院に依頼して病院の厨房内で調理・加工し，市町村から派遣されたサービス員が在宅まで配達する場合もある（表3.16）．

表3.16 在宅介護支援センター，訪問給食センターの週間献立表（例）

	月曜日	火曜日	水曜日	木曜日	金曜日	土曜日
昼食	米飯 魚照り焼き 根菜ごま煮 すまし汁 漬物	米飯 ポークステーキ 温野菜 切干大根 きゅうりもみ フルーツ	米飯 鶏味噌焼き マカロニサラダ 卵とじ煮 すまし汁	米飯 魚塩焼き なすの煮物 そうめん汁 フルーツ	米飯 魚味噌煮 野菜かき揚 炒り豆腐 漬物	米飯 西京漬け焼き 和え物 けんちん汁 フルーツ
夕食	米飯 豆腐野菜あんかけ ごま和え かぼちゃ含め煮 デザート	米飯 魚塩焼き 三色金平 磯和え 白みそ汁	米飯 魚みぞれ煮 和え物 グラタン フルーツ	米飯 八宝菜風 じゃがいも煮 すまし汁 漬物	米飯 鶏肉クリーム煮 和え物 サラダ フルーツ	米飯 牛肉野菜炒め 含め煮 みそ汁 杏仁豆腐

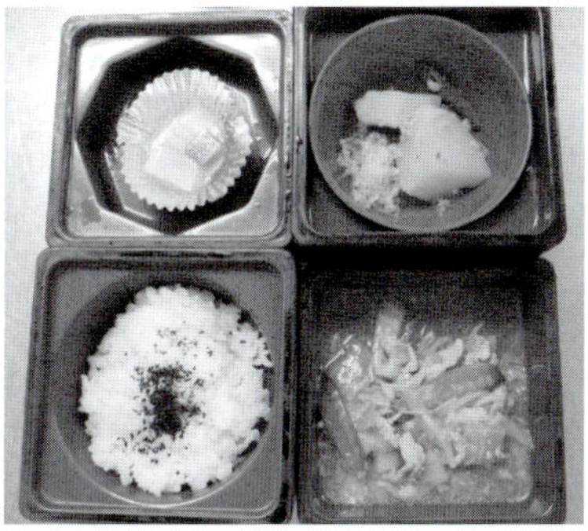

図3.5　配食サービス用の弁当箱 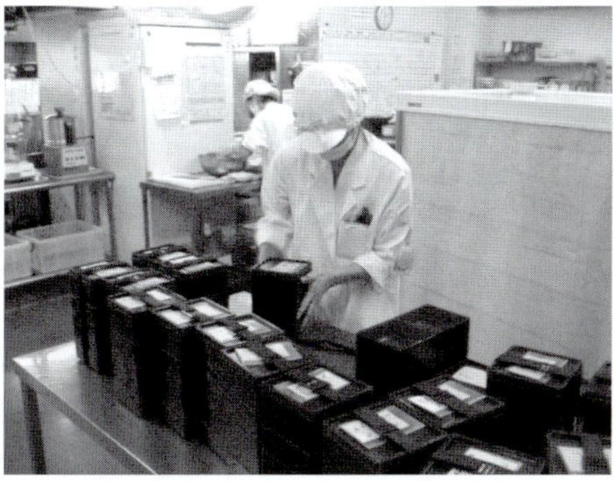　　　　図3.6　給食センター（厨房）

4 給食経営管理に関する調査・研究の現状と課題

4.1 調査・研究を始める前に

(1) 研究とは何であろうか

　研究とはよく調べて真理を追究することである．知りたいことを見つけて，答えを納得するまで追求していく作業をいう．まず知りたいこと，徹底的に追究したいことを決めなくてはいけない．日ごろ思っていたり，感じていたり，ふと，あれはどうなっているだろうという疑問があったときに書き留めておくことが研究につながる．子どもの頃，「これなーに」「どうして」とまわりに疑問を投げかけていたことを思い出してほしい．簡単な疑問から研究が始まる．他人に言われてそのとおりに実験や作業を進めるのは真の研究とはいえない．ただし，研究のヒントを得て，自分の中で研究内容を組み立て，真理を追究するのはこの限りでない．

(2) 研究は何のためにするのか

　自分自身の疑問や追究したいことを解決するために行うことであり，他人に言われるままに調査などを行うことは，自分の疑問を解決することにならない．あくまで自身の主体的なものである．では自分自身のためだけに追究することはどうであろうか．研究は自分の研究を通して，同じように疑問をもっている人に研究内容や結果を伝えること（役立つ結果）が使命である．研究の要素は役立つ結果が求められる．自分以外の人（広くは世界中）に伝え，社会に役立つことが研究の本質である．

(3) 研究を楽しく進めるためには

　「なに」「どうして」「なぜ」を常にもちつづけることが不可欠である．これが真理を追究していくもとになる．途中で行き詰ったときも，この原点に立ち返ると方向がみえてくる．これが研究に大切なことである．

(4) 研究の手順はどうするのか

① まず，疑問や追究したいことを決める．
② ①に基づいて研究テーマを決める．
③ 研究方法を考え，研究計画を立てる．他の文献を集めて，研究がオリジナルであることを調べる．
④ 研究に必要なデータを集める方法（調査票，アンケート）や分析方法を考え，必要な調査票などを作成する．
⑤ データを集める．

⑥ データを分析して，結論を導き出す．
⑦ 分析内容に整合性や妥当性があるのか検証するとともに，結果や考察をまとめる．
⑧ 研究結果を文章にまとめ，発表して結果を公表する．

(5) 研究するうえの注意事項

研究の目的と最終的な結論が一致することが大切である．「何の，何を知りたいのか」という最初の研究目的を解決することである．研究目的から外れた結論は主旨が異なる論文になってしまう．研究の目的を具体的に明らかにしておくことが重要である．

(6) レポートとの違い

レポートは実験や物事などのある特定のものに対して問題解決や結果をまとめることである．その時の経験的な判断から結果を出すので普遍的な結論ではない．研究は広い視野に立って考え，真理を追究していくものであり，結論が社会に役立つ内容のものを追究する．したがって理論的に普遍的な結論を導かなくてはいけない．

4.2 給食経営管理に関する調査・研究の現状

給食経営管理の研究はライフスタイルと栄養管理，食事に対する意識調査，スポーツ選手の栄養管理，食事の満足度，メニューの開発，嗜好調査，残食調査，食事バランスガイドの活用法，大量調理におけるHACCP管理や真空調理の利用方法，安全・衛生管理，給食経営管理，作業員の動線と作業時間など多岐にわたり幅が広い．

授業や日ごろ疑問に感じたこと，もっと追究してみたいと思うことを研究テーマとして考える．それらの研究テーマを書き出し，その中で誰もが疑問や興味をもっている共通の問題を研究テーマとして選ぶ．

研究テーマの研究方法をまとめると，実験研究，調査研究，事例研究，理論研究，文献研究などに分けられる．実験・調査・事例研究は仮説をたてデータを分析して統計学的に客観的な結論を出す．一方，理論・文献研究はデータの数値化が難しいものが含まれるので記述分析をする理論的研究を行う．

4.3 研究の方法

(1) 研究のテーマは独創性

自分の研究したい内容に関してほかの研究例がきわめて少ないか，または研究例がないかを調べる．研究方法（研究のしかた）がほかにないこと，研究テーマの研究結果（仮説や導き出すもの）に同一のものがないことを検討する．また，分析内容に整合性や妥当性があるか，検証できるかを調査する．

検討した研究テーマについて，再度，テーマに興味を持ち研究していく意志が強いか．具体的に何を目的にして研究するのか示されているか，研究結果は社会に広く成果として貢献できるか，テーマはオリジナルで独創的かを確認する．

(2) 研究計画は綿密に

研究を，いつ（When），どこで（Where），誰が（Who），何を・問題になる要因（What），なぜなのかを明らかにする（Why）ことを具体的に計画する（表4.1）．さらに研究方法（How）をわかりやすく，具体的に，細かく表すことが望ましい．

研究計画書は，研究途中で進行具合を確認し，必要な情報収集ができているか見直し，研究方法や手順を再確認することに役立つ．また研究が中途半端で終わらないように計画どおりに行うための指針になる．研究計画の概要を説明するものとして使われる．

表4.1 研究計画書の項目

いつ（When）	・研究の期間は ・調査の期間
どこで（Where）	・調査場所はどこか ・対象は何か
誰が（Who）	・誰が研究するのか ・個人研究か共同研究か
何を（What）	・研究目的は ・何について調べるのか ・問題になる要因は何なのか
なぜ（Why）	・要因がなぜなのかを分析・意味づけ
どのようにして（How）	・研究方法 ・データの収集方法 ・分析・解析方法 ・倫理的配慮が必要か（倫理委員会，インフォームド・コンセント，プライバシーの保護） ・研究終了後の対応：学会発表，報告書作成

(3) 調査方法の選び方

研究期間，調査内容，予算，対象が人の場合は対象者数，プライバシー，回収率などを検討する．調査方法は面接調査（調査員が直接面接する），郵送調査（配付・回収を郵送で行う），電話調査（調査員が直接電話して質問に答えてもらう），留め置き調査（調査員が質問票を配布し，後で回収する）などがある．記録者（調査者・被調査者）の違いなど，それぞれの調査方法に長所・短所がある．

(4) データの取り方

調査は研究の疑問が解決できる主要な項目を設定する．さらに年齢や性など関連のある項目を決めて調査票などを作成する．データ集めは他人がとったデータを活用する方法と自分でデータをとる方法がある．自分で集める場合，質問調査票，観察法，実験法がある．食物摂取状況調査や身体活動量調査の場合，研究の目的や実施条件などによりどの方法で実施するかを選択する．

● 食物摂取状況調査

現在の摂取量

① 陰膳法：摂取したすべての食物を同量保存し，成分を測定する．
② 食事記録法：摂取したすべての食物の種類と量を記録する（秤量法，目安量法）．

過去の摂取量
① 食事歴法：普段の食事パターンを長期にわたり見積もる．
② 24 時間思い出し法：24 時間中に食べたすべての食物の種類と量を思い出す．
③ 食物摂取頻度調査法：一定数の列挙された各食物のある期間の摂取頻度を調査する．

● 身体活動量（消費エネルギー）の調査
① 行動記録法：1 日の行動内容を 5 分単位で記録し，この記録に基づきエネルギー消費量を算出する．
② 心拍数記録法：24 時間心拍数記録計をつけ，1 分間隔で心拍数を記録する．
③ カロリーカウンター：1 日の消費エネルギー量を測定する．
④ 歩数計：一定期間の歩数を測定する．
⑤ 主観的調査法

(5) データの点検とパソコン入力

データを整理するときは最初にデータの点検を行う．研究の結果はデータに基づいて得られるので，できるだけ有効なデータを使うことが重要である．
① データを点検する：記入漏れのチェックと内容の整合性（たとえば 1 日の生活時間調査で計 24 時間にならない）を確認する．
② データをコード化する：データの入力・解析を行いやすくするために行う．たとえば男性を 1，女性を 2 とし記入漏れの場合は 99 とする．
③ データをパソコン入力する：入力後に入力ミスを必ずチェックする．記入ミス，欄の間違いやキーボードタッチのミスなどを確認する．空欄は回答が必要ないか回答が必要なのに記入漏れ（欠損値）かチェックしてかならず数字を入れる．
④ データの度数分布の確認：必要な統計学的手法を選択するために行う．

(6) データの解析

データは研究目的に合わせた解析方法を選ぶ．「何の」「何を調べる」のか明確にして目標を見失わないようにする．分布の確認，ばらつきの状態などを確認して，用いる統計的手法を選択する．分析内容が正しい分析結果であるか整合性や妥当性を検証する．

(7) 論文にまとめる
① 抄録：研究の中で最も言い表したいことを重点的にまとめる．
② はじめに：研究に至った背景，研究の動機と研究の独創性，研究目的など．
③ 研究の対象と方法．
④ 研究結果：データからどのようなことがわかったか．
⑤ 考察：研究結果について研究の意義や今後の課題，他の研究結果との比較などを論じる．
⑥ まとめ：結論
⑦ 謝辞
⑧ 参考文献

以上が研究論文の内容と書き方の順序である．研究論文を公表することで，第三者に読んでもらい，結果を活用してもらうことができる．さらに研究に協力してくれた方々に対してお礼や報告をすることは社会的責任を果たすことになる．公表することで論文に対して自分で気が

つかなかった見方や研究課題などの批評をもらうことができ，研究をさらに進めることができる．

4.4 給食経営管理に関する調査・研究の課題

給食経営管理の調査・研究は以上の段階をふまえて研究することが必要であり，課題である．研究テーマは日常の疑問と探究心から生まれるものであり，真実を追究する気持ちと心構えが大切である．共通のテーマを見出し普遍性の結果を追究し，謙虚に研究をすすめていただきたい．

参 考 文 献

- 第1章　[1.1.1]
  1) 厚生労働省：平成21年度衛生行政報告例結果2 栄養関係，2010．
  2) 富岡和夫編著：エッセンシャル給食経営管理論－給食のトータルマネジメント－第2版，医歯薬出版，2008．

     [1.1.2]
  1) 鈴木久乃，小林幸子，君羅 満，石田裕美編集：給食経営管理論，南江堂，2009．

     [1.2～1.4]
  1) 間舘正義：図解 原価管理－原価の基礎から戦略的コスト・マネジメントまで－，日本実業出版社，2003．
  2) 坂口久美子，植田哲雄編：給食経営管理論 第10章，第11章，化学同人，2009．
  3) 灘本知憲，宮谷秀一編：応用栄養学 第2版 第2章，化学同人，2010．
  4) 鈴木久乃，太田和枝，定司哲夫編：給食マネジメント論，第一出版，2010．

- 第2章　[2.1.1]
  1) 富岡和夫：エッセンシャル給食経営管理論－給食のトータルマネジメント－第2版，医歯薬出版，2008．
  2) 藤原政嘉，田中俊治，赤尾 正：新・実践給食経営管理論 栄養・安全・経済面のマネジメント，みらい，2008．
  3) 田中ひさよ：新しい給食経営管理－効率のよい経営・満足度の高い給食をめざして－，萌文書林，2005．
  4) 桂きみよ編著：給食経営のための校内実習ノート，光生館，2005．
  5) 日本フードスペシャリスト協会：新版 食品の消費と流通，建帛社．
  6) 日本フードスペシャリスト協会：改訂 食品の安全性，建帛社．

     [2.1.2]
  1) (社)日本給食サービス協会：安全で安心できる食事のために安全衛生マニュアル，(社)日本給食サービス協会，2008．
  2) 君羅 満，岩井 達，松崎政三：Nブックス 給食経営管理論，建帛社，2004．
  3) 藤原政嘉，田中俊治，赤尾 正：新・実践給食経営管理論，みらい，2008．
  4) 富岡和夫編著：給食経営管理実務ガイドブック（新訂・第二版），同文書院，2008．

     [2.1.3]
  1) 鈴木久乃，太田和枝，定司哲夫編著：給食マネジメント論（第6版），第一出版，2009．
  2) 富岡和夫：エッセンシャル給食経営管理論－給食のトータルマネジメント－第2版，医歯薬出版，2008．

     [2.2]
  1) 間舘正義：図解 原価管理－原価の基礎から戦略的コスト・マネジメントまで－，日本実業出版社，2003．
  2) 坂口久美子，植田哲雄編：給食経営管理論 第10章，第11章，化学同人，2009．
  3) 鈴木久乃，太田和枝，定司哲夫編：給食マネジメント論，第一出版，2010．
  4) 中村丁次，山本 茂編：管理栄養士技術ガイド，文光堂，2008．

     [2.3]
  1) 倉田三郎，藤永 弘編者：現代会計学入門（改訂版），同文舘出版，2008．
  2) 八田進二，橋本 尚：財務会計の基本を学ぶ（第6版），同文舘出版，2010．
  3) 平野秀輔：財務管理の基礎知識（第2版），白桃書房，2008．
  4) 林 總：[新版] わかる！管理会計，ダイヤモンド社，2006．
  5) 鈴木久乃，太田和枝，定司哲夫編著：給食マネジメント論，第一出版，2009．

     [2.4]
  1) 富岡和夫編著：給食経営管理実務ガイドブック（新訂・第二版），同文書院，2008．
  2) 小松龍史，外山健二編著：給食経営管理論 第2版，建帛社，2008年．
  3) 鈴木久乃，小林幸子，君羅 満，石田裕美編集：給食経営管理論，南江堂，2009．

     [2.6]
  1) 坂本元子編著：栄養教育論，第一出版，2004．

2) 中村丁次監修・著：医療・福祉における実践的栄養アセスメント 臨床現場からのアプローチ，日本医療企画，2008．

● 第3章　[3.1]
1) 看護関連施設基準・食事療養等の実際，平成22年4月版，社会保険研究所．
2) 大量調理施設衛生管理マニュアル，平成9年3月 厚労省衛食第85号別添，最終改正 平成20年6月 食安発第618005号．
3) (社)日本栄養士会病院栄養士協議会 平成20年度「栄養部門実態調査」報告，日本栄養士会雑誌栄養日本，2009.6および資料．

[3.2〜3.3]
1) 香川靖雄：香川靖雄教授のやさしい栄養学，女子栄養大学出版部，2006．
2) 蓮村幸兌，佐藤悦子，塚田邦夫編著：スリーステップ栄養アセスメントを用いた在宅高齢者食事ケアガイド 第2版，第一出版，2006．

[3.4]
1) 坂口久美子，植田哲雄編：給食経営管理論，化学同人，2009．

[3.5.1]
1) 鈴木久乃，太田和枝，定司哲夫編著：給食マネジメント論（第6版），第一出版，2010．
2) 富岡和夫編著：給食経営管理実務ガイドブック（新訂第2版），同文書院，2008．

[3.5.2]
1) 田中ひさよ：新しい給食経営管理－効率のよい経営・満足度の高い給食をめざして－，萌文書林，2005．

● 第4章
1) 伊達ちぐさ，徳留裕子，古池信男編集：食事調査マニュアル－はじめの一歩から実践・応用まで－（第2版），南山堂，2008．
2) 「栄養学雑誌」編集委員会編集：栄養学を志す研究者のための論文の書き方・まとめ方，第一出版，2003．
3) 坪野吉孝，久道 茂：栄養疫学，南江堂，2001．
4) 岡本和士編集：看護研究 はじめの一歩，医学書院，2005．
5) 田中平三，能勢隆之総編集：はじめて学ぶやさしい疫学－疫学への招待，南山堂，2002．

索　引

● A〜Z

B/S　17, 68, 69
BSE　35
CVP分析　71
HACCP　12, 41, 102, 129
Harris-Benedictの式　99
IT　11, 28
　──機器　78, 79, 83
LAN　24, 83
NST加算　114
ODA　97
OFF-JT　60
OJT　60
P/L　70
PDCA　55
PDCAサイクル　3, 4, 10, 102
P/S　16, 69, 70
QC　7, 9, 30, 65, 102
　──活動　64
QOL　20, 23, 32, 85
SGA　96
TQM　9
VA　64
VE　64

● あ

アウトソーシング　132
アクシデント　50
後入先出法　82
アメニティ　20, 23, 32, 85, 122
安心　21
安全　21

委譲権限　56
一般競争入札　11
一般食　109
遺伝子組み換え食品　36
異物混入　12, 49
　──対策　43, 45
医療監視　90
医療情報　85

院外調理　129
インシデント　50
インセンティブ　62
インフォームド・コンセント　11

請負契約　123
売上　16
売上原価　16
売上高　16

衛生管理点検表　45
衛生教育　42, 45
栄養アセスメント　96
栄養管理
　──委員会　63
　──基準　80
　──計画書　98
　──実施加算　113
栄養教育　24, 32, 33, 92, 126
栄養教諭　26
栄養ケア　31
　──プラン　10
　──マネジメント　10, 93, 116
栄養サポートチーム　98
栄養食事指導　112
栄養出納表　86, 91
栄養スクリーニング　96
栄養部門の
　──位置づけ　106
　──業務　106
栄養補給方法　98
栄養マネジメント　31
エネルギー比率　80

● か

会計　15
介護福祉施設　114
介護保険施設　115
介護保険法　87
階層短縮化　57
荷重平均成分値　100
価値分析　64

学校給食栄養管理者　118
活動係数　98
カフェテリア方式　101, 123
カミサリー方式　37, 119
監査　90
完全措置報告書　48
カンパニー制組織　58
関連設備　74

期間対応　18
危機管理　49
危機管理対策　34
期首在庫金額　40
期末在庫金額　40
客観的データ栄養評価表（ODA）
　　97
キャッシュ・フロー計算書　17, 70
給食施設　72
給食施設運営状況報告書　126
給食部門の組織　62
共同調理場方式　118
業務の委託　108
居宅サービス　114

クックサーブ方式　19, 119, 123, 132
クックチル方式　19, 123, 128, 132
クックフリーズ方式　19, 128, 132

経営計画　61
経口移行加算　115
経口維持加算　116
契約方式　81
原価　17, 67
　──管理　17
　──配分の原則　18
研究計画書　138
研究テーマ　137
研究の手順　136
権限委譲　57
権限と責任　56
健康危害要因　34
健康志向　25

健康情報　91
健康診断　44
健康増進法　1
「健康日本21」の活動計画　91
検収　38
検食　110
検便　44
源流対策　30, 31

行動変容　26
　　――プログラム　25
購入方法　37
顧客（利用者）　7
個人指導　93
個人情報の保護　83
固定費　71
個別栄養管理　5, 28, 86
個別対応　8, 18
コンセプチャ・スキル　61
献立　8

● さ

財　9
災害対策マニュアル　13
細菌検査　47
在庫受払簿　89
財務管理　65, 66, 67
財務諸表　16, 68
先入先出法　82
作業区域　74
差別化　6
残菜調査　121

事業所給食　122
事業部制組織　58, 62
事故　12
事後対応　49
指示命令系統　56
自主衛生管理　131
市場調査　8
システム化　22
施設サービス　114
施設・設備の計画　72
事前対策　49
事中対応　49, 52, 54
質的管理　9
資本　17
事務管理　22
　　――帳票　81, 84
指名競争入札　11
集団指導　93

主観的包括的栄養評価表（SGA）　96
取得原価主義　18
消費財　9
消費日計表　86
情報　83
情報管理　85
情報通信技術　11, 28
情報提供　126
食育基本法　2
食材料費　39
食事環境　77
食事計画　117
食事サービス　85
　　――検討会　63
食事の費用　107
食事療法用宅配食品等栄養指針　134
食事療養　5
　　――制度　87
食中毒　12
　　――事件　42
　　――事故　34
　　――予防3大原則　34
食に関する指導　94
食の安全　35
食品安全基本法　35
食品構成表　23, 29, 100
食品消費日計表　90
食品量表　86
食物摂取状況調査　138
食糧現品納入簿　89
食器　77
真空調理法　19
人事管理　14, 15
人事考課　15
　　――制度　60
人事制度　63
身体活動量の調査　139
人的サービス　65
信頼感　21
随意契約　11
推定エネルギー必要量　80
推定平均必要量　101
ストレス係数　98

生活習慣病　25, 123
正規雇用者　59
生産管理　29
生産要因　29
製造原価　67

静的アセスメント　5
セキュリティ　24, 83, 85
セグメンテーション　6
積極的支援　127
摂食訓練　98
選択方式　101
鮮度判定　38
セントラルキッチン　119, 129
専門化　56

組織　13
損益計算書　16, 69, 70
損益分岐点　18, 71, 72

● た

貸借対照表（B/S）　17, 68, 69
大量調理施設衛生管理マニュアル　41
宅配食品　134
ターゲティング　6
多職種協働　10, 32
単価情報　21
単独調理場方式　119

地域連携　112
地産地消　11
チーム医療　85, 112
厨房面積　74
調査方法　138
帳簿　109
調理機器　76
調理システム　73

低栄養　115
定期点検のスケジュール化　76
定食方式　101, 123
テクニカル・スキル　61

動機づけ支援　127
統制範囲　56
動的アセスメント　5
特定給食施設　1, 7, 79
特定健診　25
特定保健指導　25, 126
特別食提供の原則　109
トータルヘルスプロモーションプラン　95
トップマネジメント　56
取り扱いのマニュアル作成　76
トレーサビリティシステム　35

●な

日本型 TQC　9
日本人の食事摂取基準 2010　126
入院時食事療養制度　105
入院時食事療養費　107

納品　38
ノロウイルス　42
　──対策　43

●は

配食サービス　134
媒体　33
派遣労働者　59
パスボックス　75
バーチャル・リアリティ　78
発生主義　18
発注換算係数　37
発注方法　37
パートタイマー　59
バランスシート　68
販売価格　66
費消科目　22
非常食　13
ヒューマン・スキル　61
病院機能評価　114
病院給食　105
評価指標　95
費用収益対応　18
標準化　30

品質　9
　──管理　7,9,30,65,102

ファンクショナル（機能別）組織　57
複式簿記　16
負債　17
分業化　56

ベネフィット　6
弁当配食　123
変動費　71

保管管理　39
保守管理　77
保留権限　56

●ま

マーケティング　5
マーケティングリサーチ　8
マスター　22
マーチャンダイジング　5
末端価格　21
マトリックス組織　59
マネジメント　3

ミドルマネジメント　56
魅力的品質　31
目標管理制度　63
　──による評価　60
モニタリング　96

　──の内容　93

●や

約束食事基準　109

輸入食品　36

予算　15
4P　7
4M　17

●ら

ライン・アンド・スタッフ組織　57
ライン直系型組織　57
ランチルーム　26

リスクアセスメント（評価）　36,53
リスク管理　36
リスクコミュニケーション　36
リスク分析　35
リスクマネジメント　49
流出対策　30
流通　10,11
療養食加算　116

老人保健法　87
労務管理　14
6W1H　18,84
ローワーマネジメント　56

Memo

Memo

Memo

編者略歴

福井富穂

1948年　岐阜県に生まれる
1968年　名古屋市立栄養専門学院卒業
2000年　佛教大学社会学部応用社会学科卒業
現　在　滋賀県立大学人間文化学部教授
　　　　博士（人間文化学）

酒井映子

1950年　愛知県に生まれる
1973年　名古屋女子大学家政学部卒業
現　在　愛知学院大学心身科学部教授
　　　　保健学博士

小川宣子

1950年　三重県に生まれる
1974年　お茶の水女子大学家政学部卒業
現　在　中部大学応用生物学部教授
　　　　学術博士

栄養科学ファウンデーションシリーズ
3．給食経営管理論　　　　　定価はカバーに表示

2011年3月20日　初版第1刷

編　者	福　井　富　穂
	酒　井　映　子
	小　川　宣　子
発行者	朝　倉　邦　造
発行所	株式会社　朝倉書店

東京都新宿区新小川町6-29
郵便番号　162-8707
電　話　03（3260）0141
FAX　03（3260）0180
http://www.asakura.co.jp

〈検印省略〉

© 2011〈無断複写・転載を禁ず〉　　　　　悠朋舎・渡辺製本

ISBN 978-4-254-61653-8　C 3377　　　　　Printed in Japan

前聖徳大 富岡和夫編
現代栄養科学シリーズ8

給　食　管　理

61608-8 C3377　　　　A5判 196頁 本体3000円

栄養学の総合的理解に基づいて給食管理を概説。〔内容〕給食管理総論／経営管理／栄養管理／栄養教育／食材料管理／衛生・安全管理／施設・設備管理／作業管理／集団給食施設の種類と特徴(病院、事業所、児童福祉・社会福祉施設、学校)

相模女大 梶本雅俊・東京都市大 近藤雅雄・東京農大 川野因編

コンパクト公衆栄養学

61047-5 C3077　　　　B5判 176頁 本体2500円

管理栄養士国家試験受験者を対象に、国試ガイドラインに準拠して平易に解説したテキスト。〔内容〕マネジメント／アセスメント／プログラム計画／プログラムの目標設定／プログラムの実施／プログラムの評価／公衆疫学／食事摂取基準／他

前椙山女大 伊東 祥・前名大 大西貴志夫編

臨 床 栄 養 学 実 習

61019-2 C3077　　　　B5判 148頁 本体2800円

臨床栄養学を簡潔・平易に解説した実習書。〔内容〕臨床栄養学実習の進め方／病人食の分類／一般病人食／特別病人食(消化器疾患、循環器疾患、腎疾患、代謝または栄養障害性疾患、精神・神経疾患、アレルギー性疾患、外科手術前後の各食事)

前実践女大 藤沢良知監修

キーワード 栄 養 指 導

61033-8 C3077　　　　B5判 176頁 本体3700円

大学・短大学生および栄養士などを主対象に、健康管理や栄養指導のさいに必要な「基本的な用語」について、解説と図表を見開きの形で記述し、わかりやすく解説。〔内容〕栄養指導・食生活診断の指標／対象別栄養指導／健康指導／休養指導

食品総合研究所編

食 品 大 百 科 事 典

43078-3 C3561　　　　B5判 1080頁 本体42000円

食品素材から食文化まで、食品にかかわる知識を総合的に集大成し解説。〔内容〕食品素材(農産物、畜産物、林産物、水産物他)／一般成分(糖質、タンパク質、核酸、脂質、ビタミン、ミネラル他)／加工食品(麺類、パン類、酒類他)／分析、評価(非破壊評価、官能評価他)／生理機能(整腸機能、抗アレルギー機能他)／食品衛生(経口伝染病他)／食品保全技術(食品添加物他)／流通技術／バイオテクノロジー／加工・調理(濃縮、抽出他)／食生活(歴史、地域差他)／規格(国内制度、国際規格)

前東大 荒井綜一・東大 阿部啓子・神戸大 金沢和樹・京都府立医大 吉川敏一・栄養研 渡邊 昌編

機 能 性 食 品 の 事 典

43094-3 C3561　　　　B5判 480頁 本体18000円

「機能性食品」に関する科学的知識を体系的に解説。様々な食品成分(アミノ酸、アスコルビン酸、ポリフェノール等)の機能や、食品のもつ効果の評価法等、最新の知識まで詳細に解説。〔内容〕I.機能性食品(機能性食品の概念／機能性食品をつくる／他)、II.機能性食品成分の科学(タンパク質／糖質／イソフラボン／ユビキノン／イソプレノイド／カロテノイド／他)、III.食品機能評価法(疫学／バイオマーカー／他)、IV.機能性食品とニュートリゲノミクス(実施例／味覚ゲノミクス／他)

日本家政学会編

新版 家 政 学 事 典

60019-3 C3577　　　　B5判 984頁 本体30000円

社会・生活の急激な変容の中で、人間味豊かな総合的・学際的アプローチが求められ、家政学の重要性がますます認識されている。本書は、家政学全分野を網羅した初の事典として、多くの人々に愛読されてきた『家政学事典』を、この12年間の急激な学問の進展・変化を反映させ、全面的に新しい内容を盛り込み"新版"として刊行するものである。〔内容〕I.家政学原論／II.家族関係／III.家庭経営／IV.家政教育／V.食物／VI.被服／VII.住居／VIII.児童

前お茶の水大 五十嵐脩監訳

オックスフォード辞典シリーズ

オックスフォード 食品・栄養学辞典

61039-0 C3577　　　　A5判 424頁 本体9500円

定評あるオックスフォードの辞典シリーズの一冊"Food&Nutrition"の翻訳。項目は五十音配列とし読者の便宜を図った。食品、栄養、ダイエット、健康などに関するあらゆる方面からの約6000項目を選定し解説されている。食品と料理に関しては、ヨーロッパはもとより、ロシア、アフリカ、南北アメリカ、アジアなど世界中から項目を選定。また特に、健康に関心のある一般読者のために、主要な栄養素の摂取源としての食品について、詳細かつ明解に解説されている

◈ シリーズ〈食品の科学〉◈
食品素材を見なおし"食と健康"を考える

東農大 並木満夫・元富山大 小林貞作編
シリーズ〈食品の科学〉
ゴマの科学
43029-5 C3061　　A5判 260頁 本体4500円

6000年の栽培の歴史をもち,すぐれた栄養生理機能を有することで評価されながらもベールに包まれていたゴマを解明する。〔内容〕ゴマの栽培植物学／ゴマの生化学とバイオテクノロジー／ゴマの食品科学／生産・利用・需給／ゴマ科学の展望

前名古屋女大 村松敬一郎編
シリーズ〈食品の科学〉
茶の科学
43031-8 C3061　　A5判 240頁 本体4500円

その成分の機能や効果が注目を集めている茶について,栽培学・食品学・化学・薬学・製茶など広い立場からアプローチ。〔内容〕茶の科学史／茶の栽培とバイテク／茶の加工科学／茶の化学／茶の機能／茶の生産・利用・需給／茶の科学の展望

共立女大 高宮和彦編
シリーズ〈食品の科学〉
野菜の科学
43035-6 C3061　　A5判 232頁 本体4200円

ビタミン,ミネラル,食物繊維などの成分の栄養的価値が評価され,種類もふえ,栽培技術も向上しつつある野菜について平易に解説。〔内容〕野菜の現状と将来／成分と栄養／野菜と疾病／保蔵と加工／調理／(付)各種野菜の性状と利用一覧

前鹿児島大 伊藤三郎編
シリーズ〈食品の科学〉
果実の科学
43032-5 C3061　　A5判 228頁 本体4500円

からだへの機能性がすぐれている果実について,生理・生化学,栄養・食品学などの面から総合的にとらえた最新の書。〔内容〕果実の栽培植物学／成熟生理と生化学／栄養・食品科学／各種果実の機能特性／収穫後の保蔵技術／果実の利用加工

日大 上野川修一編
シリーズ〈食品の科学〉
乳の科学
43040-0 C3061　　A5判 228頁 本体4500円

乳蛋白成分の生理機能等の研究や遺伝子工学・発生工学など先端技術の進展に合わせた乳と乳製品の最新の研究。〔内容〕日本人と牛乳／牛乳と健康／成分／生合成／味と香り／栄養／機能成分／アレルギー／乳製品製造技術／先端技術

日本獣医大 沖谷明紘編
シリーズ〈食品の科学〉
肉の科学
43041-7 C3061　　A5判 208頁 本体4500円

食肉と食肉製品に科学のメスを入れその特性をおいしさ・栄養・安全性との関連に留意して最新の研究データのもとに解説。〔内容〕食肉の文化史／生産／構造と成分／おいしさと熟成／栄養／調理／加工／保蔵／微生物・化学物質からの安全性

女子栄養大 菅原龍幸編
シリーズ〈食品の科学〉
キノコの科学
43042-4 C3061　　A5判 212頁 本体4500円

キノコの食文化史から,分類,品種,栽培,成分,味,香り,加工,調理などのほか生理活性についても豊富なデータを示しながら解説。〔内容〕総論／キノコの分類／キノコの栽培とバイオテクノロジー／キノコの食品科学／生理活性物質／他

日大 中村 良編
シリーズ〈食品の科学〉
卵の科学
43071-4 C3061　　A5判 192頁 本体4500円

食品としての卵の機能のほか食品以外の利用なども含め,最新の研究を第一線研究者が平易に解説。〔内容〕卵の構造／卵の成分／卵の生合成／卵の栄養／卵の機能と成分／卵の調理／卵の品質／卵の加工／卵とアレルギー／卵の新しい利用

前ソルト・サイエンス研究財団 橋本壽夫・
日本塩工業会 村上正祥著
シリーズ〈食品の科学〉
塩の科学
43072-1 C3061　　A5判 212頁 本体4500円

長年"塩"専門に携わってきた著者が,歴史・文化的側面から,塩業の現状,製塩,塩の理化学的性質,塩の機能と役割,塩と調理・食品加工,健康とのかかわりまで,科学的・文化的にまとめた。巷間流布している塩に関する誤った知識を払拭

糖業協会 橋本 仁・前浜松医大 高田明和編
シリーズ〈食品の科学〉
砂糖の科学
43073-8 C3061　　A5判 244頁 本体4500円

食生活に不可欠な砂糖について,生産技術から,健康との関わりまで総合的に解説。〔内容〕砂糖の文化史／砂糖の生産／砂糖の製造法／砂糖の種類／砂糖の特性／砂糖と栄養／味覚／砂糖と健康／砂糖と食生活／砂糖の利用／その他の甘味料

貝沼圭二・中久喜輝夫・大坪研一編
シリーズ〈食品の科学〉
トウモロコシの科学
43074-5 C3061　　A5判 212頁 本体4300円

古くから人類に利用されてきたトウモロコシについて,作物としての性質から工業・燃料用途まで幅広く解説。〔内容〕起源と伝播／特徴,種類,栽培／育種と生産／加工／利用(食品・飼料・アルコール)／コーンスターチ／将来展望と課題

椙山女大 森奥登志江編 栄養科学ファウンデーションシリーズ1 **臨　床　栄　養　学** 61651-4 C3077　　　B 5 判 164頁 本体2600円	コアカリキュラムAランクの内容を確実に押さえ，簡潔かつ要点を得た「教えやすい」教科書。実際の症例を豊富に記載。〔内容〕栄養補給法の選択／栄養ケア・マネジメント／栄養アセスメントの方法／POSの活用／疾患別臨床栄養管理／他
仁愛大 堀江祥允編 栄養科学ファウンデーションシリーズ2 **応　用　栄　養　学** 61652-1 C3377　　　B 5 判 168頁 本体2600円	コアカリキュラムAランクの内容を確実に押さえ，簡潔かつ要点を得た応用栄養学の「教えやすい」教科書。〔内容〕栄養アセスメントの意義と方法／食事摂取基準の科学的根拠／ライフステージ別栄養マネジメント／運動・スポーツの目的／他

◈ テキスト食物と栄養科学シリーズ ◈
健康で豊かな食生活のための新しいテキスト

武庫川女子大 大鶴　勝編 テキスト食物と栄養科学シリーズ3 **食品学・食品機能学** 61643-9 C3377　　　B 5 判 192頁 本体2900円	基礎を押さえた読みやすく，理解しやすいテキスト。管理栄養士と国試改正新ガイドラインに対応。〔内容〕人間と食品／食品の分類／食品成分と栄養素／食品成分の化学と物性／食品素材の栄養特性／食品の機能／栄養強調表示と健康強調表示／他
武庫川女子大 大鶴　勝編 テキスト食物と栄養科学シリーズ4 **食品加工・安全・衛生** 61644-6 C3377　　　B 5 判 176頁 本体2800円	〔内容〕食品の規格／食料生産と栄養／食品流通・保存と栄養／食品衛生行政と法規／食中毒／食品による感染症・寄生虫症／食品中の汚染物質／食品の変質／食品添加物／食品の器具と容器包装／食品衛生管理／新しい食品の安全性問題／他
岡山県大 渕上倫子編著 テキスト食物と栄養科学シリーズ5 **調　　　理　　　学** 61645-3 C3377　　　B 5 判 184頁 本体2800円	基礎を押さえた読みやすく，理解しやすいテキスト。管理栄養士国試改正新ガイドラインに対応。〔内容〕食事計画論／食物の嗜好性とその評価／加熱・非加熱調理操作と調理器具／調理操作中の栄養成分の変化／食品の調理特性／嗜好飲料／他
相愛大 早川史子・甲子園大 八木典子編 テキスト食物と栄養科学シリーズ6 **公　衆　栄　養　学** 61646-0 C3377　　　B 5 判 160頁 本体2600円	〔内容〕公衆栄養学の概念／わが国の健康・栄養問題の現状と課題／わが国の栄養制作／管理栄養士・栄養士養成制度／食事摂取基準／栄養疫学／公衆栄養アセスメント／公衆栄養プログラム／諸外国の健康・栄養問題の現状と課題／他
滋賀県大 田中敬子・武庫川女大 爲房恭子編 テキスト食物と栄養科学シリーズ7 **応　用　栄　養　学** 61647-7 C3377　　　B 5 判 176頁 本体2700円	〔内容〕栄養アセスメントとは／行動科学理論の応用／成長・発達・加齢／妊娠期の栄養／授乳期／新生児・乳児期／幼児期／学童期／思春期／成人期／閉経期／高齢期の栄養／運動・スポーツと栄養／栄養必要量の科学的根拠／環境と栄養／他
滋賀県立大 田中敬子・武庫川女子大 前田佳予子編 テキスト食物と栄養科学シリーズ8 **栄　養　教　育　論** 61648-4 C3377　　　B 5 判 180頁 本体2600円	〔内容〕栄養教育の概念／食行動変容の栄養教育／栄養教育マネジメント／栄養教育のためのアセスメント／栄養教育計画／栄養教育の方法／栄養教育の実施／栄養教育の評価／ライフスタイル・ライフステージの栄養教育／食環境づくり／他
女子栄養大 五明紀春・女子栄養大 渡邉早苗・ 関東学院大 山田哲雄編 **スタンダード人間栄養学 基礎栄養学** 61048-2 C3077　　　B 5 判 176頁 本体2700円	イラストを多用しわかりやすく解説した教科書。〔内容〕身体と栄養／エネルギー代謝／現代の食生活(栄養の概念)／栄養素の役割と代謝(糖質／脂質／たんぱく質／ビタミン／無機質(ミネラル)／水・電解質)／栄養学の歴史／遺伝子発現と栄養
女子栄養大 五明紀春・女子栄養大 渡邉早苗・ 関東学院大 山田哲雄・鎌倉女子大 吉野陽子編 **スタンダード人間栄養学 応用栄養学** 61049-9 C3077　　　B 5 判 200頁 本体2800円	〔内容〕人の栄養管理／成長・発達と加齢／栄養マネジメント／栄養ケアプラン／ライフステージと栄養管理(妊娠期／授乳期／新生児期,乳児期／幼児期／学童期／思春期／青年期／成人期／閉経期／高齢期)／運動・ストレス・環境と栄養管理
東農大 福田靖子・岐阜女大 小川宣子編 **食　生　活　論**（第 3 版） 61046-8 C3077　　　A 5 判 164頁 本体2600円	"食べる"とはどういうことかを多方面からとらえ，現在の食の抱える問題と関連させ，その解決の糸口を探る，好評の学生のための教科書，第3版。〔内容〕食生活の現状と課題／食生活の機能／ライフステージにおける食の特徴と役割／他

上記価格（税別）は 2011 年 2 月現在